Les troubles d'apprentissage : comprendre et intervenir

La Collection de l'Hôpital Sainte-Justine
pour les parents

Les troubles d'apprentissage : comprendre et intervenir

Denise Destrempes-Marquez - Louise Lafleur

Éditions de l'Hôpital Sainte-Justine

Centre hospitalier universitaire mère-enfant

Données de catalogage avant publication (Canada)

Destrempes-Marquez, Denise

Les troubles d'apprentissage: comprendre et intervenir

(Collection Parents)

ISBN 2-921858-66-5

1. Apprentissage, Troubles de l'. I. Lafleur, Louise Bastien. II. Hôpital Sainte-Justine. III. Titre. IV. Collection.

RJ496.L4D47 1999   618.92'85889   C99-941059-8

Illustration de la couverture: Prétexte Communication Graphique
Maquette de la couverture et infographie: Céline Forget

Diffusion-Distribution au Québec: Prologue inc.
                    en France: Casteilla/Chiron diffusion
                    en Belgique et au Luxembourg: Vander
                    en Suisse: GM Diffusion

Le Service des publications de l'Hôpital Sainte-Justine
3715, chemin de la Côte-Sainte-Catherine
Montréal (Québec) H3T 1C5
Téléphone: (514) 345-4671
Télécopieur: (514) 345-4631

Dépôt légal: Bibliothèque nationale du Québec, 1999

La collection PARENTS bénéficie du soutien du Comité de promotion de la santé et de la Fondation de l'Hôpital Sainte-Justine.

Le masculin est utilisé pour désigner les deux sexes, sans discrimination, et dans le seul but d'alléger le texte.

Remerciements

▼

Cet ouvrage est le résultat du travail inlassable accompli depuis plus de 30 ans par un grand nombre de bénévoles au sein de l'Association canadienne des troubles d'apprentissage (TAAC) et de l'Association québécoise pour les troubles d'apprentissage (AQETA). Nous leur exprimons toute notre reconnaissance et nous remercions les spécialistes et amis de l'AQETA qui nous ont permis d'utiliser des extraits des documents qu'ils ont publiés au fil des années.

Nos remerciements s'adressent également à madame Lorraine Diotte pour ses commentaires judicieux.

Nous remercions aussi mesdames Christine Couston et Suzanne Lavoie pour la qualité de leur assistance technique et pour leur enthousiasme.

Enfin, nous voulons exprimer notre gratitude à l'éditeur qui nous a soutenues tout au long de ce projet.

TABLE DES MATIÈRES
▼

INTRODUCTION

▼

Nombreux sont les parents qui ont un enfant présentant des difficultés d'ordre scolaire et social. Ce livre s'adresse à eux; il a pour objectif de les soutenir afin qu'ils puissent aider leur enfant à traverser le mieux possible les années menant de l'entrée à l'école jusqu'à l'adolescence. En effet, c'est au moment du contact avec le milieu scolaire que se manifestent de façon plus évidente les troubles d'apprentissage et que les parents, souvent inquiets, se mettent à la recherche de soutien et de conseils.

Conçu comme un guide pratique, ce livre cherche d'abord à définir le trouble d'apprentissage et insiste sur le fait qu'il ne découle pas d'un déficit de l'intelligence, mais plutôt de difficultés dans l'acquisition et le traitement de l'information. Puis, il décrit certains troubles particuliers d'apprentissage parmi les plus connus: dyslexie, trouble auditif central, trouble du langage, trouble déficitaire de l'attention avec ou sans hyper-activité. L'information donnée à ce sujet provient, pour une part, d'associations ou d'organismes officiels reconnus dans ce domaine. Sont présentés ensuite aux parents des renseignements sur des questions concrètes, comme l'évaluation des troubles d'apprentissage et les services à obtenir en milieu scolaire. Finalement, ce guide propose des réponses aux questions les plus couramment posées par les parents, des ressources facilement accessibles et, en annexe, quelques documents pouvant faciliter le dépistage et la compréhension du problème.

Aider les parents à **comprendre**, présenter, pour ce faire, l'information de base sur les troubles d'apprentissage et sur leurs différentes manifestations, proposer des moyens concrets

pour mieux **intervenir** auprès des enfants et des milieux concernés, tel est l'objectif poursuivi dans ce projet qui est en
quelque sorte le résultat de notre expérience de parents et de
notre engagement depuis de nombreuses années au sein de
l'Association québécoise pour les troubles d'apprentissage
(AQETA).

En accord avec l'approche nord-américaine, nous avons
choisi d'utiliser l'expression *trouble d'apprentissage* pour décrire
l'ensemble des difficultés particulières d'apprentissage dont
la dyslexie fait habituellement partie. En Europe, c'est surtout
le terme *dyslexie* qui est employé pour désigner ces mêmes
difficultés. Au-delà de ces distinctions d'ordre terminologique,
nous espérons que le lecteur puisera dans ce livre la conviction
qu'il est tout à fait possible de réussir sa vie, et dans la vie, en
dépit de difficultés d'apprentissage.

Des parents bien informés et déterminés à aider leur enfant
peuvent contribuer plus que quiconque à son succès, car leurs
attitudes et leurs modes de fonctionnement exercent sur
l'enfant une influence décisive.

CHAPITRE 1

EN QUOI CONSISTENT LES TROUBLES D'APPRENTISSAGE?

▼

Les signes précurseurs

Les parents sont généralement les premiers à remarquer que leur enfant, dans son comportement ou dans sa façon d'apprendre, diffère quelque peu des autres enfants de son âge. Toutefois, les signes précurseurs d'un trouble d'apprentissage peuvent être difficiles à percevoir et parfois le trouble lui-même ne devient évident que lorsque l'enfant est exposé à des tâches complexes à l'école.

Avant son entrée à l'école, les parents peuvent remarquer que l'enfant tarde à parler, qu'il a de la difficulté à prononcer des mots courants ou à suivre des instructions. L'enfant peut trouver difficile de participer à des activités de jeu, soit seul, soit avec les autres enfants. Il peut aussi être facilement confus lorsqu'il doit effectuer des tâches comme s'habiller ou lacer ses souliers. Si ces signes ne traduisent pas nécessairement la présence d'un trouble d'apprentissage, il ne faut surtout pas les négliger pour autant.

Parmi les signes particuliers qui peuvent annoncer l'existence d'un trouble d'apprentissage, on note la présence de pleurs excessifs, une angoisse démesurée face à des changements de routine, de la difficulté à apprendre à sautiller ou à faire bondir un ballon, des problèmes d'alimentation ou de sommeil, des comportements impulsifs causant des blessures aux amis ou à l'enfant lui-même, une tendance à l'abattement ou à l'agitation entre les activités, une incapacité à sentir le danger, de grandes difficultés à apprendre des chansons et des comptines. L'annexe 1 du présent ouvrage, « Grilles de dépistage des signes avant-coureurs des troubles d'apprentissage », à la page 107, fournit plus de détails sur ces signes précurseurs.

En somme, les troubles d'apprentissage ne sont malheureusement pas toujours annoncés de façon évidente. Toutefois, il existe des indices qui peuvent nous alerter et permettre éventuellement une intervention précoce.

Les étapes de l'apprentissage

Apprendre, c'est acquérir des connaissances et des habiletés. C'est un processus qui comporte plusieurs étapes. D'abord, l'information est enregistrée au cerveau; c'est l'étape de la *réception* ou de la *perception*. Puis, l'information doit être décodée et comprise; on passe alors à l'étape de l'*intégration*. Une fois que l'information est enregistrée et intégrée, elle doit être conservée en mémoire pour pouvoir être retrouvée plus tard; c'est la *mémorisation*. Enfin, cette information doit être communiquée par le cerveau au monde extérieur ou se traduire en une action que le sujet pose dans son environnement; il s'agit de l'étape de la *production* ou de l'exécution. Les troubles d'apprentissage peuvent survenir à l'une ou l'autre de ces étapes.

La différence entre difficultés et troubles d'apprentissage

Il y a une différence entre les *difficultés* d'apprentissage et les *troubles* d'apprentissage. Les *difficultés* sont de caractère transitoire. Ce sont des obstacles à l'apprentissage qui sont temporaires et ponctuels. Les difficultés résultent de facteurs extérieurs à l'enfant (séparation des parents, changement d'école, nouvelles méthodes d'enseignement, etc.) et se traduisent par:

- des problèmes de concentration (l'enfant est distrait, lunatique);
- des difficultés en lecture, en écriture, en mathématiques;
- des problèmes de comportement (agressivité, tristesse).

Les *troubles* d'apprentissage sont persistants, permanents et intrinsèques à l'enfant sans être liés à son intelligence. Ils influent sur les apprentissages et le comportement, et ils se traduisent, entre autres, par des échecs scolaires répétés. Ces troubles peuvent affecter:

- l'attention, la mémoire, le raisonnement;
- la coordination, la communication, l'habileté à lire et à écrire;
- la conceptualisation, la sociabilité et la maturité affective.

Par contre, un dépistage précoce et une intervention appropriée aident l'enfant qui en est atteint à s'adapter et à améliorer les déficits.

Un bref historique

Au fur et à mesure qu'on apprenait à reconnaître les troubles d'apprentissage et qu'on en étudiait la nature, on a adopté pour les décrire des appellations diverses.

Avant 1940, les difficultés d'apprentissage ou le manque d'attention chez l'enfant étaient attribués soit à une déficience mentale, soit à des troubles émotionnels ou à un environnement culturel défavorisé. Pendant les années 40, la recherche identifia un groupe d'enfants présentant des troubles d'apprentissage et démontra que leurs difficultés étaient dues à un dysfonctionnement du système nerveux et qu'elles avaient donc une «base neurologique». On donna d'abord à ces difficultés l'appellation de «lésion cérébrale mineure», puis de «dysfonction cérébrale mineure». L'une et l'autre de ces appellations servaient à désigner les enfants dont les difficultés scolaires étaient d'origine neurologique et qui présentaient de l'hyperactivité, une faible capacité de concentration, de l'impulsivité et des troubles émotionnels.

Par la suite, on adopta l'expression « trouble d'apprentissage» pour désigner l'ensemble des déficiences concernant l'apprentissage.

Qu'est-ce qu'un trouble d'apprentissage?

Voici la définition officielle d'un trouble d'apprentissage telle qu'elle a été adoptée le 18 octobre 1981 par l'Association canadienne pour enfants et adultes ayant des troubles d'apprentissage.

« **Troubles d'apprentissage** est un terme générique désignant un ensemble hétérogène de troubles causés par un dysfonctionnement apparent ou non du système nerveux central. Ces troubles peuvent se manifester par des retards dans le développement premier ou par des difficultés sur les plans de la concentration, de la mémoire, de la communication, de la lecture, de l'écriture, de l'épellation, du calcul, de la sociabilité et de la maturité affective.

« Les troubles d'apprentissage sont intrinsèques à la personne et peuvent avoir une influence sur l'apprentissage et le comportement de tous les individus, y compris ceux possédant un potentiel intellectuel moyen, ou ceux ayant une intelligence moyenne ou supérieure.

« Les troubles d'apprentissage n'ont pas pour cause première des handicaps visuels, auditifs ou moteurs, l'arriération mentale, la perturbation affective ou un milieu défavorisé; ils peuvent cependant coexister avec l'un ou l'autre de ces problèmes.

« Les troubles d'apprentissage peuvent provenir de modifications génétiques, de facteurs biochimiques, d'incidents prénatals ou périnatals, ou de tout incident post-natal entraînant des atteintes neurologiques. »

Pour sa part, le *National Joint Committee on Learning Disabilities* définit, en 1988, les troubles d'apprentissage de la façon suivante : « Expression qui désigne un ensemble hétérogène de troubles qui se manifestent par des difficultés importantes de l'acquisition et de l'utilisation de l'écoute, de la parole, de la lecture, de l'écriture, du raisonnement et des habiletés mathématiques. »

Du côté européen, le terme «dyslexie» est souvent utilisé dans son sens large de trouble d'apprentissage du langage écrit. Nous revenons sur cette définition au chapitre suivant.

Enfin, l'annexe 2 de l'ouvrage, à la page 121, présente les définitions élaborées par le ministère de l'Éducation du Québec des termes «difficultés graves d'apprentissage» et «troubles spécifiques d'apprentissage».

Les indices et les causes des troubles d'apprentissage

Il est reconnu que le trouble d'apprentissage touche 10 % à 15 % de la population. Ainsi, plus de 700 000 Québécois vivent avec ce handicap.

Nous avons vu que les troubles d'apprentissage ne sont pas liés à une déficience intellectuelle, mais à une carence dans l'acquisition et le traitement de l'information. De plus, il semble bien que ces troubles peuvent se manifester à des degrés divers chez les enfants d'une même famille ; d'ailleurs, la recherche scientifique tente actuellement de mettre à jour les facteurs génétiques qui en seraient responsables. D'autres facteurs pouvant expliquer l'existence d'un trouble d'apprentissage seraient liés à des événements survenus pendant la grossesse ou l'accouchement; on pense à l'exposition à certains médicaments ou à d'autres produits toxiques avant la naissance ou au cours des premières semaines de vie, à des troubles des systèmes hormonal ou immunitaire, au faible poids à la naissance et à la sous-alimentation ainsi qu'à l'effet de la chimiothérapie ou de la radiation au cours des premières années. Il est possible qu'une combinaison de ces facteurs ou d'autres facteurs contribuent à l'incidence des troubles d'apprentissage chez l'enfant.

Tous les parents se préoccupent de la santé et du bien-être de leur enfant et ils se rendent souvent responsables des problèmes que celui-ci connaît. Or, la recherche montre que les troubles d'apprentissage ne peuvent être attribués à une mauvaise éducation, à un manque de présence des parents à la maison, au fait de ne pas lire ou de ne pas parler suffisamment à l'enfant ou à des problèmes de développement.

Le handicap des personnes ayant un trouble d'apprentissage n'est pas visuellement perceptible. À cause de cela, elles ont souvent de la difficulté à obtenir toute l'aide dont elles ont besoin.

Les manifestations des troubles d'apprentissage

Les spécialistes emploient souvent des termes spéciaux ou « savants » pour décrire les troubles d'apprentissage dont souffre un enfant. Il ne faut pas se laisser impressionner par ce langage, bien au contraire. Pour bien comprendre le cas de leur enfant, les parents doivent commencer par observer ses difficultés dans leur ensemble et par évaluer leurs répercussions dans tous les aspects de sa vie, c'est-à-dire non seulement sur ses résultats scolaires, mais aussi dans ses relations avec les autres enfants à l'école comme à la maison. Ils découvrent ainsi que les troubles d'apprentissage ne sont pas seulement reliés à la lecture, à l'écriture ou au calcul, mais que l'enfant éprouve aussi des difficultés dans des activités de jeu ainsi qu'à s'exprimer et à exécuter des tâches à la maison.

Les parents doivent être bien renseignés sur les problèmes particuliers de leur enfant s'ils veulent obtenir tous les services dont ils ont besoin. Il faut qu'ils apprennent à organiser la vie de l'enfant de manière à lui offrir le plus d'expériences possibles et à l'aider à développer au maximum ses capacités.

Les troubles peuvent apparaître à l'une ou l'autre des étapes de l'apprentissage et ils peuvent se manifester de différentes façons.

Troubles de la perception*

L'information pénètre dans le cerveau par l'intermédiaire des cinq sens. Dans le processus d'apprentissage, deux sens jouent un rôle essentiel : la vue et l'ouïe. Quand on parle de réception de l'information, on ne parle pas de l'état physique de l'œil qui voit ou de l'oreille qui entend, mais plutôt de la manière dont ce qu'on voit ou ce qu'on entend est traité par le cerveau. Ce processus central de réception de l'information se nomme la *perception*. Chez l'enfant, les troubles de la perception peuvent consister en une déficience de la perception visuelle ou de la perception auditive.

Troubles de la perception visuelle

L'enfant peut avoir de la difficulté à décoder l'information transmise par les yeux : il confond des lettres comme le «s» qu'il écrit «e», ou ne peut différencier les lettres «d» et «b», ainsi que «p» et «q». Il renverse aussi des mots en les lisant de droite à gauche. Cette configuration erronée peut aussi

---

* Ces éléments sont tirés d'une brochure écrite par le docteur Larry B. Silver et intitulée «Hyperactivité avec déficit de l'attention et troubles d'apprentissage» (CIBA, 1993). Ils sont reproduits avec l'autorisation de l'auteur.

apparaître lorsqu'il écrit, copie des dessins ou exécute d'autres tâches au cours desquelles l'œil transmet à la main l'information nécessaire pour accomplir le travail (ce que l'on appelle une tâche visuo-motrice). Ainsi, un enfant qui a un trouble d'intégration visuo-motrice peut avoir de la difficulté à attraper un ballon ou à le renvoyer avec le pied, à reconstituer un casse-tête, à taper sur un clou avec un marteau, à sauter à la corde, etc.

Il existe d'autres troubles de la perception visuelle: par exemple, certains enfants éprouvent de la difficulté à s'orienter dans l'espace ou bien ils ne peuvent distinguer la droite de la gauche. D'autres ont des troubles de «figure-fond», c'est-à-dire qu'ils ont de la difficulté à distinguer un objet en particulier dans un ensemble: par exemple, en lisant, ils sautent des mots ou des lignes. La capacité d'évaluer les distances constitue un autre aspect de la perception visuelle. Un enfant qui a un handicap de cette nature se cogne facilement aux meubles, tombe facilement de sa chaise ou renverse les objets qu'il veut saisir parce qu'il ne sait pas évaluer la distance qui les sépare de sa main.

Troubles de la perception auditive

Certains enfants éprouvent de la difficulté à différencier les sons parlés; par exemple, ils confondent des mots de consonance identique comme «bleu» et «pleut», «main» et «nain», ou ils répondent mal à une question qu'on leur pose parce qu'ils ne perçoivent pas correctement les mots.

D'autres enfants ont des difficultés de perception «figure-fond» auditive, c'est-à-dire qu'ils ont du mal à reconnaître un son en particulier dans un ensemble sonore.

Par exemple, lorsqu'un enfant regarde la télévision dans une pièce où jouent d'autres enfants et qu'un de ses parents l'appelle : « Viens mettre le couvert », l'enfant n'entend pas parce qu'il n'a pu distinguer la voix du parent (la figure) parmi tous les autres sons (le fond) présents dans la pièce. On a l'impression que cet enfant n'écoute jamais !

Certains enfants enregistrent les stimuli auditifs plus lentement que la normale. On dirait qu'une partie de ce qu'on dit à l'enfant lui échappe. Il importe alors de lui parler plus lentement afin qu'il comprenne.

Troubles du décodage de l'information

Une fois enregistrée dans le cerveau, l'information doit être classée correctement (mise en séquence), comprise dans le contexte où elle est utilisée (abstraction) et intégrée dans l'ensemble de l'information traitée par le cerveau (organisation). Il se peut que l'enfant ait des difficultés dans l'une ou l'autre de ces sphères, principalement dans la sphère du décodage visuel ou auditif. On pourrait dire aux parents, par exemple, qu'il présente une déficience sur le plan du classement séquentiel auditif, mais qu'il a une bonne capacité de classement séquentiel visuel.

Déficience au niveau du classement séquentiel de l'information

L'enfant est en train d'écouter ou de lire une histoire et il la comprend très bien; mais si on lui demande de la répéter ou de l'écrire, il s'embrouille dans la séquence des événements et commence son histoire par le milieu, pour retourner ensuite au début avant d'arriver à la fin. Il intervertit aussi l'ordre des chiffres ou des lettres, recopie le chiffre « 32 » en écrivant « 23 » ou fait des fautes d'orthographe en écrivant les lettres des mots dans un mauvais ordre. L'enfant est capable de mémoriser une séquence de mots — par exemple, les mois de l'année — mais si vous lui demandez quel est le mois qui suit septembre, il ne retrouve pas la séquence et doit reprendre l'énumération depuis le début avant de répondre. Il peut aussi se tromper dans les règlements des jeux et des sports; par exemple, au baseball, il peut lui arriver de frapper la balle et de courir au troisième but plutôt qu'au premier.

Déficience au niveau de l'abstraction

La plupart des gens comprennent le sens des mots ou des phrases selon le contexte dans lequel on les utilise; par exemple, le mot «chien» a une signification différente selon qu'on dit «le chien» ou «une journée de chien». Certains enfants ont de la difficulté à voir cette différence. Le sens des plaisanteries ou des jeux de mots risque également de leur échapper.

Déficience au niveau de l'organisation

Certains enfants ont de la difficulté à intégrer l'information dans un tableau d'ensemble au fur et à mesure qu'elle est reçue. Par exemple, après avoir lu un chapitre d'un livre, ils peuvent répondre aux questions posées à la fin de la lecture sans pouvoir expliquer cependant le contenu du chapitre. Ils répondent correctement aux questions quand il y a un choix de réponses (où l'on ne doit connaître que des bribes d'information), mais ils ne réussissent pas dans les examens du type composition. Ces enfants éprouvent des difficultés d'organisation: leur chambre est en désordre, leur calepin de notes déborde de papiers, toute leur vie est désorganisée.

Troubles de la mémoire

Une fois que l'information reçue par le cerveau est enregistrée et intégrée, elle doit être conservée en mémoire afin de pouvoir être ensuite retrouvée. On distingue, en général, deux types de mémoire: la mémoire immédiate et la mémoire à long terme. La mémoire immédiate est faite de ce qu'on mémorise quand on y prête attention; par exemple, un numéro de téléphone que vient de nous donner la standardiste, mais qu'on oublie si quelqu'un nous parle avant qu'on l'ait utilisé. Toutefois, ce numéro sera mémorisé dès qu'on l'aura utilisé à quelques reprises. C'est ce qu'on appelle la mémoire à long terme; l'information qui est utilisée de façon répétée est conservée et retrouvée dès qu'on y pense.

Un enfant peut avoir un déficit de la mémoire immédiate qui gêne sa perception visuelle ou auditive de l'information. Par exemple, il peut apprendre une liste de mots et semble l'avoir retenue (parce qu'il y prête attention); cependant, tout est oublié le lendemain. Autre exemple: le maître explique une règle d'arithmétique et l'enfant la comprend (il y prête attention), mais, une fois rendu à la maison, il ne sait plus comment résoudre son problème. Par contre, il peut se rappeler avec force détails quelque chose qui s'est passé dans la famille deux ou trois ans auparavant: il n'a donc pas de problème de mémoire à long terme. Il se pourrait cependant qu'il doive relire un texte plus de dix fois pour le retenir alors que, normalement, il devrait l'apprendre en ne le relisant que trois à cinq fois.

Troubles de l'exécution

L'information enregistrée dans le cerveau est communiquée par des mots (langage) ou des activités motrices: gestes, écriture, dessin, etc. Un enfant peut présenter une déficience dans l'une ou l'autre de ces sphères ou dans les deux à la fois.

Troubles du langage

Il y a deux types de langage oral: le langage spontané (quand on engage soi-même la conversation) et le langage sollicité (quand on répond à des questions). Dans le langage spontané, on organise sa pensée et on trouve les mots voulus avant de commencer à parler. Dans le langage sollicité, ce processus doit s'accomplir au fur et à mesure qu'on parle.

Un enfant peut présenter un handicap sur le plan du langage sollicité. L'aspect déroutant de ce handicap est le suivant : lorsqu'il nous parle (langage spontané), il semble normal ; mais dès qu'on lui pose une question (langage sollicité) — « Où est ta sœur ? » « Qu'as-tu fait aujourd'hui ? » — il répond par « euh » ou par « quoi », ou il demande de répéter la question. S'il répond, il a tendance à bafouiller ou il a du mal à trouver ses mots.

Déficit moteur

Un enfant peut avoir des difficultés de coordination des grands muscles (troubles de la motricité globale). Il s'agit d'un enfant maladroit, qui trébuche souvent, qui ne peut ni marcher, ni courir, qui est incapable de grimper normalement ou d'aller à bicyclette. Il peut aussi avoir du mal à s'habiller, à se boutonner et à attacher ses lacets. Il est possible aussi qu'il éprouve des difficultés de coordination des petits muscles (troubles de la motricité fine), c'est-à-dire qu'il ait du mal à coordonner les mouvements de groupes de muscles comme ceux de la main lorsqu'il écrit. Les enfants qui ont ce handicap écrivent lentement et leur écriture est mal formée ; ils tiennent mal leur plume ou leur crayon et, conséquemment, ils se fatiguent plus vite. Il est possible, par exemple, que l'enfant dise que sa main n'écrit pas aussi vite que sa tête pense.

En résumé

Découvrir les sphères d'apprentissage dans lesquelles l'enfant éprouve des difficultés, reconnaître dans quelle mesure ses déficiences sont un handicap pour ses travaux scolaires, ses activités sportives, ses relations avec les autres enfants et avec les autres membres de la famille et, en même temps, apprendre à reconnaître ses capacités, telle est la première tâche des parents.

Plutôt que de ressentir de la frustration devant les faiblesses de l'enfant, les parents doivent apprendre à l'aider à développer ses capacités.

Des personnes célèbres présentant des troubles d'apprentissage

■Brook Adams, historien ■Hans Christian Andersen, auteur ■ Harry Anderson, acteur ■John James Audubon, naturaliste américain et peintre ■Ann Bancroft, première femme ayant atteint le pôle Nord en traîneau tiré par des chiens ■ Janette Bertrand, communicatrice québécoise ■Neils Bohr, physicien, théorie de la structure de l'atome ■Cher, chanteuse et actrice ■Winston Churchill, premier ministre de l'Angleterre ■Harvey Cushing, chirurgien du cerveau ■Tom Cruise, acteur ■Charles Darwin, naturaliste anglais ■Leonardo da Vinci, artiste, architecte ■Frank Dunkle, directeur du « U.S. Fish & Wildlife Service » ■ Thomas Edison, inventeur ■Paul Ehrlich, bactériologiste ■ Albert Einstein, scientifique ■ Dwight Eisenhower, président des États-Unis ■Whoopi Goldberg, actrice ■William James, psychologue ■Bruce Jenner, champion olympique ■John F. Kennedy, président des États-Unis ■Robert Kennedy, sénateur américain ■Greg Louganis, champion olympique ■Abbott Lawrence-Lowell, président, Université Harvard ■Amy Lowell, poète, sœur de Lawrence Lowell ■George S. Patton IV, général, armée américaine■Auguste Rodin, sculpteur ■Nelson Rockefeller, homme d'État américain, vice-président, gouverneur ■Richard C. Strauss, compositeur ■Robert Rauschenberg, peintre américain ■ Saarinen, architecte ■Woodrow Wilson, président des États-Unis ■Henry Winkler, acteur

À retenir

- Le trouble d'apprentissage est persistant et permanent. Grâce à un dépistage précoce et à une intervention appropriée, l'enfant développera des stratégies pour compenser ses difficultés.

- Il est établi que 10 % à 15 % de la population présente des troubles d'apprentissage.

- Les personnes ayant des troubles d'apprentissage possèdent un potentiel intellectuel moyen ou supérieur à la moyenne.

- Les parents ne sont pas la cause des troubles d'apprentissage de leurs enfants.

LES TROUBLES SPÉCIFIQUES D'APPRENTISSAGE*

▼

La dyslexie, le trouble auditif central, le trouble du langage et le trouble déficitaire de l'attention avec ou sans hyperactivité sont au nombre des troubles d'apprentissage les plus connus.

La dyslexie

De façon habituelle, le terme « dyslexie » désigne un trouble du langage écrit; cela inclut non seulement la lecture, mais aussi l'écriture et l'orthographe. On parle en fait de dyslexie-dysorthographie. La dyslexie (trouble de la lecture) et la dysorthographie (trouble de l'écriture) forment un ensemble de difficultés durables d'apprentissage de la lecture et de l'orthographe chez un enfant ou un adulte qui :

• a évolué dans un environnement affectif, social et culturel normal;

• a été normalement scolarisé;

---

* Les éléments d'information contenus dans cette partie du livre proviennent en partie de publications de différents organismes : AQETA (en particulier l'article «La dyslexie est caractérisée par une lacune de la conscience phonologique chez les enfants et les adultes », par Brigitte Stanké), l'APEDA France (Association française de parents d'enfants en difficulté d'apprentissage du langage écrit et oral) et le ministère de l'Éducation du Québec (en particulier, le document de travail intitulé *Déficit de l'attention/hyperactivité et usage de stimulants du système nerveux central*).

- présente un niveau intellectuel normal, mais dont les performances en langage écrit sont nettement inférieures aux capacités manifestées dans d'autres domaines;
- a une absence de troubles sensoriels ou perceptifs (ouïe, vue);
- a une absence de troubles psychologiques primaires.

Cette définition n'est pas vraiment satisfaisante, car elle se limite aux aspects particuliers qui permettent de déterminer les dyslexies/dysorthographies. Elle n'insiste pas suffisamment sur d'autres causes qui peuvent être à l'origine des problèmes de langage écrit: déficits globaux intellectuels, problèmes psycho-affectifs dominants, difficultés d'ordre socio-économiques, etc.

Il existe deux autres définitions courantes de la dyslexie; une de nature exclusive et une autre de nature inclusive.

Une définition de nature exclusive

La dyslexie, selon la définition élaborée en 1968 par l'organisme *World Federation of Neurology*, est un trouble de l'apprentissage de la lecture survenant en dépit d'une **intelligence normale**, d'une instruction adéquate, d'une bonne acuité auditive et visuelle ainsi que de stimulations culturelles suffisantes. En outre, la dyslexie dépendrait d'une perturbation, souvent d'origine constitutionnelle, des aptitudes cognitives fondamentales.

Les tenants de cette définition considèrent en général comme significatif un retard de 12 à 18 mois par rapport au niveau scolaire, chez des enfants de moins de 9 ans.

On critique généralement cette définition en faisant remarquer qu'elle insiste sur ce que n'est pas la dyslexie. De plus, elle implique qu'il faut attendre que l'enfant entre à l'école et connaisse d'importantes difficultés en lecture avant de diagnostiquer le trouble.

Une définition de nature inclusive

La définition exclusive étant jugée insatisfaisante, les chercheurs ont élaboré des définitions inclusives qui mettent l'accent sur des facteurs apparemment présents dans le trouble de lecture. Leurs études ont permis de préciser les forces et les faiblesses des enfants qui présentent un tel trouble. Selon le comité de recherche de la *Orton Dyslexia Society*, la dyslexie résulte d'un trouble particulier de langage d'origine constitutionnelle qui se caractérise par des difficultés de décodage résultant d'un **trouble du traitement phonologique**. Ces difficultés de décodage dépassent largement celles normalement rencontrées à un âge donné, de même que les capacités cognitives et les habiletés scolaires de l'enfant; elles ne sont pas consécutives à un retard global de développement ou à un déficit sensoriel. Selon cette définition, la dyslexie se manifesterait par des difficultés variables à différents niveaux de langage, incluant généralement, en plus du problème de lecture, un problème d'écriture et d'épellation.

Ainsi, la dyslexie découlerait d'un problème plus global que d'un problème particulier d'apprentissage de la lecture. Il s'agirait d'un trouble du développement du langage dont le noyau central serait UN DÉFICIT DU TRAITEMENT PHONOLOGIQUE, tel que mentionné précédemment.

Du côté européen, on utilise souvent le terme «dyslexie» dans son sens large de trouble d'apprentissage du langage écrit, l'ensemble des difficultés constituant le «syndrome dyslexique».

Les manifestations

Les anomalies les plus fréquentes découlant de la dyslexie (trouble de la lecture) se manifestent soit dans le décodage, soit dans la compréhension ou dans les deux.

Les problèmes les plus fréquents sur le plan du décodage sont :

- des confusions auditives ou phonétiques (a/an: s/ch: u/ou);
- des inversions (or/ro, cri/cir);
- des omissions (bar/ba, arbre/arbe);
- des adjonctions (paquet/parquet, odeur/ordeur);
- des substitutions (chauffeur/faucheur);
- de la contamination (dorure/rorure, palier/papier);
- une lecture du texte lente, hésitante, saccadée, avec un débit syllabique;
- une difficulté à saisir le découpage des mots en syllabes, une ignorance de la ponctuation.

Sur la plan de la compréhension, le dyslexique ne saisit qu'un sens partiel, ou pas de sens du tout, de ce qu'il a déchiffré; le message du texte lui échappe totalement ou partiellement. Il n'aime pas lire et rejette souvent les matières ou les activités qui font appel à l'écrit.

On rencontre le plus fréquemment des cas où il y a conjonction de ces deux types de troubles, c'est-à-dire où le décodage et la compréhension sont déficients.

Les anomalies les plus fréquentes découlant de la dysorthographie (trouble de l'écriture) se manifestent par :

- des fautes d'orthographe et des difficultés à l'écrit semblables à celles du dyslexique;
- d'autres anomalies particulières à la mise en écrit (encodage);
- des erreurs de copie (de mots);
- des économies de syllabes (semblable/semble);
- des découpages arbitraires (l'égume : il sé lance);
- des omissions (bébé : bb, liberté : librt);

- des mots soudés (l'image limage, son nid/soni);
- des fautes de conjugaison, de grammaire, d'analyse;
- une lenteur d'exécution, des hésitations et une pauvreté des productions.

Les causes

Les neurosciences, en particulier la neuropsychologie, ont fourni une meilleure connaissance des mécanismes du langage humain qui se situent à un niveau «supérieur» dans le fonctionnement général du cerveau. Ces mécanismes sont très complexes et mettent en jeu des fonctions cérébrales multiples. Les dyslexies et les dysorthographies sont dues à un mauvais fonctionnement de ces mécanismes fondamentaux du langage écrit, et notamment:

- des fonctions langagières proprement dites («réseaux» particuliers à la lecture/compréhension);
- des fonctions permettant l'acquisition et l'utilisation du langage (attention, mémoire, notions d'espace, notions de temps, capacités de logique, de séquentialisation, d'abstraction, etc.).

Les dyslexies/dysorthographies sévères se manifestent généralement dès le cours primaire, alors que les atteintes plus légères peuvent passer longtemps inaperçues et ne se révéler qu'ultérieurement.

Ces troubles du langage écrit sont internationalement reconnus et classifiés par l'Organisation mondiale de la santé (OMS). Il est établi qu'ils concernent entre 8 % et 10 % des enfants qui fréquentent des classes ordinaires — troubles légers inclus — et qu'ils affectent 3 à 4 fois plus de garçons que de filles. Cette fréquence est stable dans l'histoire des données connues et atteint de la même manière toutes les populations.

Le dépistage et le diagnostic

Il est indispensable que le dépistage se fasse le plus tôt possible, de préférence dès la maternelle, afin que soient recensés les signes prédictifs des difficultés pouvant survenir au moment des apprentissages du langage écrit. L'élève doit être suivi étroitement tout au long de son cours primaire afin d'éviter que l'échec s'installe.

Le dépistage ne doit pas être effectué uniquement par l'école. Il faut que les parents, l'entourage, le médecin de famille et les enseignants s'associent dans cette tâche capitale.

La dyslexie est l'une des principales causes de l'échec scolaire et, plus tard, de l'échec professionnel et même social. Dans bien des cas, les attitudes développées par l'environnement familial, scolaire ou professionnel envers l'enfant sont inadaptées. Ceci entraîne alors chez l'enfant un dégoût pour l'écrit et un désintérêt progressif pour les matières qui demandent un effort de lecture. Dans ces conditions, le langage reste pauvre, le travail se fait lentement et on observe une fatigue et une difficulté à transcrire le contenu de la pensée et à intégrer le discours des autres. Il importe donc de diagnostiquer la dyslexie, de la comprendre et de fournir à l'enfant qui en est atteint les outils nécessaires à son adaptation afin d'alléger sa souffrance.

Il est indispensable que le diagnostic soit fait par un spécialiste, la nature, l'intensité et le contexte des troubles étant très variés. Une fois le diagnostic posé, on commence l'étape des examens qui seront d'autant plus complets et pluridisciplinaires que les troubles sont complexes et sévères.

La rééducation

Les élèves dyslexiques doivent bénéficier d'un programme personnalisé d'orthopédagogie et, au besoin, d'orthophonie axé sur leurs forces, leurs faiblesses, leurs intérêts et leur style d'apprentissage. Dès la maternelle, une intervention peut être faite sur le plan phonologique, la phonologie étant le traitement des sons quant à leur fonction dans la langue. Quant à l'intervention de l'orthopédagogue, elle commence habituellement dès la première année scolaire afin de favoriser l'intégration du code écrit. Les interventions orthopédagogiques doivent être suffisamment intensives et durer une période de temps assez longue pour permettre à l'élève de développer ses capacités.

Le pronostic

L'évolution des troubles du langage écrit va dépendre de plusieurs facteurs qui varient en fonction des enfants concernés et selon :

- le type de dyslexie-dysorthographie ;
- l'intensité des troubles (les troubles sévères sont évidemment plus résistants à la rééducation);
- la précocité du dépistage ;
- l'existence, la régularité et l'intensité de la rééducation qui peut durer plusieurs années;
- les soutiens visant la motivation, la réparation des vécus d'échec, la réhabilitation de l'écrit et de l'école qui est perçue très souvent jusque là comme un lieu de punition;
- la vigilance, la coopération et la coordination entre la famille, l'école et les rééducateurs.

Dans de bonnes conditions de traitement, d'environnement et de soutien, les troubles dyslexiques et dysorthographiques s'atténuent et peuvent pratiquement disparaître s'ils sont d'intensité légère. Dans les cas sévères, il restera toujours une faiblesse à l'écrit, mais le rendement sera considérablement amélioré et moins handicapant, permettant même l'accès à des études et à des informations intéressantes.

Le trouble auditif central

Les enfants ayant un trouble auditif central peuvent entendre la parole normalement. Ceux qui ont un trouble lié au traitement auditif, c'est-à-dire à la réception, à l'interprétation et à l'intériorisation du langage parlé, éprouvent de la difficulté sur le plan de la mémoire auditive et de l'attention auditive. Ils ont besoin de plus de temps pour traiter l'information avant de répondre à une question. Ainsi, ils peuvent éprouver des difficultés à retenir une consigne, à organiser les éléments d'un discours ou à interpréter un message verbal.

Les manifestations

Voici quelques indices qui peuvent laisser soupçonner chez un enfant l'existence d'un problème auditif central.

- L'enfant se comporte comme si une perte auditive périphérique était présente alors que l'acuité est normale;
- il peut avoir de la difficulté à comprendre un débit verbal rapide;
- il a besoin de beaucoup d'organisation et de structure en classe;
- il manifeste une difficulté à suivre les consignes multiples;
- il demande souvent de répéter;
- il démontre de faibles capacités d'apprentissage en écriture et en lecture;
- il refuse souvent de participer aux discussions dans la classe ou répond de façon inappropriée;

- il peut avoir une attitude ou un comportement renfrogné ou maussade;
- il a souvent de pauvres habiletés en musique et en chant;
- il peut avoir de la difficulté à entendre et à comprendre dans un milieu bruyant.

Les interventions

Il existe une série de principes généraux qui ont pour objectif de favoriser la communication en classe avec les élèves présentant des problèmes d'audition centrale.

Déterminer judicieusement la place à occuper dans la classe

Il faut déterminer toutes les options possibles pour la place occupée en classe. Il convient également de considérer des facteurs critiques tels que l'acoustique des salles relativement au niveau du bruit ambiant et de la réverbération, l'aménagement de la classe et le style de communication de l'enseignant. En général, ces élèves apprennent mieux dans une classe fermée que dans une classe à «aires ouvertes».

Il est possible que l'évaluation audiologique révèle chez certains élèves une différence entre les deux oreilles sur le plan des habiletés d'ordre central. Dans un tel cas, une place dans la classe qui favorisera l'usage de la meilleure oreille est recommandée. L'audiologiste peut informer les parents sur les appareils disponibles pouvant filtrer les sons.

Attirer l'attention

Il faut toujours attirer l'attention de l'élève avant de donner des directives ou des instructions en classe. Appeler l'élève par son nom ou le toucher légèrement aide à canaliser son attention sur l'activité en cours.

Vérifier la compréhension

C'est une bonne pratique que de poser à l'élève des questions liées au thème à l'étude pour s'assurer qu'il suit bien et qu'il comprend la discussion.

Paraphraser et répéter

On doit encourager l'élève qui a des problèmes auditifs perceptuels à se manifester quand il ne comprend pas ce qu'on explique. Il ne faut pas hésiter non plus à reprendre en d'autres mots la phrase qu'on vient de dire, car celle-ci peut contenir certains sons ou groupes de sons que l'élève discrimine mal ou des mots qui lui sont moins familiers. Certains élèves peuvent également présenter des retards de langage.

Utiliser des consignes simples et courtes

Si les consignes sont trop longues ou complexes, l'élève présentant un problème de mémoire auditive limitée sera complètement perdu.

Faire une préparation

L'enfant qui peut lire à l'avance sur un sujet donné sera plus familier avec le vocabulaire et les concepts nouveaux vus en classe. Il pourra donc participer plus activement aux discussions de groupe. Cette activité est très importante et peut être assumée par les parents.

Faire une liste de vocabulaire

Avant d'aborder de nouvelles notions, il est souhaitable qu'on puisse afficher au tableau le vocabulaire qui sera utilisé et provoquer une discussion autour des mots qui le composent.

Établir des points de repère visuels

Les repères visuels permettent à l'élève de tirer profit de ses forces et de fournir ainsi les associations auditivo-visuelles souvent nécessaires à l'apprentissage de nouveaux concepts et du langage.

Fournir un soutien personnel à l'élève

L'élève présentant un problème perceptuel a besoin d'une attention individuelle. Autant que possible, il faut lui fournir un soutien individuel pour l'aider à combler les écarts de langage et de compréhension provenant de son problème auditif.

Aménager des aires d'étude tranquilles

Il est important de fournir des endroits de travail qui ne comportent aucune source de distraction visuelle ou auditive. Cette pratique permet d'atténuer le problème de discrimination figure-fond de l'élève.

Amener les autres intervenants à s'engager

Aviser tous les membres du personnel et les parents des sujets de vocabulaire et de langage qui seront vus en classe afin que la préparation préalable soit un complément aux activités en classe.

Écrire les consignes au tableau

Les élèves présentant des problèmes perceptuels peuvent avoir de la difficulté à suivre des consignes données verbalement. Il faut donc les aider en écrivant ces consignes au tableau pour qu'ils puissent les recopier dans leur cahier de notes. On peut également demander la participation de certains élèves qui s'assureront que l'élève en difficulté a bien compris ce qui doit être fait pendant la journée.

Encourager la participation

On devrait encourager la pratique du langage expressif par des activités telles que la lecture, la conversation, les jeux de rôle. La lecture est extrêmement importante, puisqu'elle permet de compenser l'information mal retenue à cause d'un problème perceptuel. Les parents peuvent apporter une aide précieuse en inscrivant leur enfant à la bibliothèque publique et en poursuivant à la maison les activités décrites plus haut.

Contrôler les périodes d'efforts

Il faut se rappeler que les élèves qui ont des problèmes perceptuels se fatiguent plus vite que les autres. Il ne leur est pas toujours possible de suivre les activités en classe de façon continue. Il faut alors faire alterner des périodes d'efforts intensifs avec des périodes de détente au cours desquelles l'élève peut bouger et se déplacer dans la classe.

Informer les parents

Il faut tenir constamment les parents au courant de la situation afin qu'ils comprennent les succès et les difficultés de l'élève de même que la nécessité d'un tutorat individuel à la maison.

Évaluer les progrès

Ne pas tenir pour acquis qu'un programme fonctionne bien, mais évaluer les progrès de l'élève sur une base régulière. Il est beaucoup plus utile de modifier un programme en cours de route que d'attendre un autre échec pour réagir.

Le trouble du langage

Certaines difficultés scolaires sont attribuables à des troubles précoces dans le développement du langage. Quelques enfants, en effet, ont de la difficulté à acquérir en bas âge le langage comme instrument de communication (sur le plan de la forme, du contenu et de l'utilisation); ces enfants présentent des atteintes sur le plan de la compréhension et de l'expression du langage et ils ont de la difficulté à apprendre à lire et à écrire. Il s'agit de troubles persistants même s'ils se manifestent sous des formes différentes au fur et à mesure que l'enfant grandit.

La majorité des difficultés d'apprentissage de la lecture ont pour origine un problème de nature linguistique : 80 % des enfants avec difficultés d'apprentissage ont un problème provenant d'un retard dans le développement du langage oral. Ces enfants peuvent présenter des difficultés de langage réceptif et expressif et la plupart ont des difficultés de traitement phonologique.

La différence entre retard de langage et trouble du langage

Le *retard de langage* correspond à un décalage par rapport à une courbe de développement normal du langage touchant l'aspect expressif ou l'aspect réceptif ou les deux à la fois, et cela est lié à un contexte particulier (ex.: carence, multilinguisme, retard intellectuel, baisse d'audition ou otites répétitives).

Le *trouble du langage* se définit par un décalage par rapport à une courbe de développement normal du langage avec présence d'atypies dans le développement. L'acquisition du langage se fait de façon particulière et ne peut être comparée à un développement régulier. Cela survient sans cause apparente et ne s'explique ni par une déficience intellectuelle, ni par une déficience auditive ou par un trouble affectif; le trouble du langage est permanent. Si l'atteinte est légère, le problème ne sera pas nécessairement dépisté pendant les premières années de vie et les manifestations se feront sentir seulement au moment de l'apprentissage du langage écrit.

Les manifestations du trouble du langage

Chez les enfants présentant des problèmes d'apprentissage, le trouble du langage se manifeste généralement de la façon suivante :

- une incapacité à se concentrer sur le message oral ou à le comprendre s'il est formulé rapidement;

- une difficulté à exprimer oralement des concepts qui semblent compris;

- une difficulté à parler la langue maternelle avec une structure grammaticale adéquate;

- une difficulté à suivre ou à avoir une conversation sur un sujet qui n'est pas très familier;

- une difficulté à raconter une histoire en respectant l'ordre des séquences;

- une difficulté à suivre des indications données oralement ou par écrit.

Les syndromes dysphasiques

On retrouve, dans la catégorie du trouble du langage, un trouble *spécifique* du langage qui est aussi connu sous l'appellation « syndromes dysphasiques » ou « audimutité ». Notons que des troubles d'apprentissage accompagnent toujours cette pathologie.

Selon le docteur Isabelle Rapin, les syndromes dysphasiques sont « un trouble dans l'acquisition du langage malgré :
une audition normale
une intelligence non verbale normale
une absence de dommages cérébraux sévères
un environnement linguistique stimulant ».

En résumé, on peut dire que :

- la dysphasie est une forme de trouble d'apprentissage qui affecte principalement le langage;

- le quotient intellectuel de l'enfant qui en souffre est normal;

- la dysphasie est un trouble permanent qui a des répercussions sur la vie affective, sociale, familiale et scolaire, et que les répercussions sont d'autant plus sévères que le trouble n'est pas reconnu;

- le degré d'atteinte est variable (léger, modéré, sévère);

- ce trouble peut se manifester sous des formes différentes tout au long de la croissance;

- il n'existe ni médicaments, ni opération pour soigner la dysphasie. Le diagnostic se fait par situation de « testing » multidisciplinaire (psychologue, orthophoniste, audiologiste, neuropédiatre). Le diagnostic doit être posé par une orthophoniste, car ce trouble relève du domaine du langage;

- le seul traitement possible est la rééducation orthophonique du langage et le développement de moyens compensatoires (visuel). Le soutien orthopédagogique est nécessaire à l'école; l'aide d'un psychomotricien, d'un ergothérapeute ou d'un psychologue est aussi souvent requise.

L'étiologie des syndromes dysphasiques

Les chercheurs s'accordent pour dire que les syndromes dysphasiques sont d'origine *neurologique*. Pour certains chercheurs, le dysphasique est *brain different*. Pour d'autres, les dysphasies reflètent une *variété de dysfonctions des circuits cérébraux* requis pour la compréhension, l'élaboration et la programmation du langage. La nature de ces dysfonctions est inconnue; elles peuvent provenir soit, dans la plupart des cas, d'un problème *génétique*, soit de lésions précoces au cerveau encore immature (pendant la grossesse, anoxie à la naissance, ou autres).

Ce problème est de naissance et n'est pas acquis par suite d'un traumatisme affectif ou autre. Les examens neurologiques standard ne nous apportent pas nécessairement d'informations sur ce sujet. L'observation à long terme et la mise en commun des données de tous les intervenants sont, aujourd'hui encore, le seul moyen véritable de bien cerner la présence et l'impact de ces troubles chez un enfant.

Le trouble du langage oral de nature dysphasique a des conséquences sur le plan du langage écrit. Il s'agit alors d'un trouble spécifique d'apprentissage de la lecture et de l'écriture qui existe à des degrés variables. Lorsque l'atteinte dysphasique est légère, elle ne peut être décelée en bas âge, car les manifestations sont trop discrètes; elles ne sont souvent évidentes qu'au moment des apprentissages scolaires.

Lorsque l'atteinte est légère ou modérée, l'enfant peut fonctionner dans une classe ordinaire avec un soutien orthophonique et orthopédagogique. À un degré modéré à sévère, il peut se retrouver dans des classes de langage.

Les interventions

Certaines attitudes favorisent la communication chez le jeune enfant. Les voici :

- capter l'attention de l'enfant en l'appelant par son nom ou en le touchant doucement;
- choisir un thème qui suscite son intérêt;
- adapter la façon de parler au niveau de langage de l'enfant;
- parler lentement, en utilisant peu de mots à la fois et en articulant bien;
- ne pas hésiter à répéter plusieurs fois;
- mettre de l'intonation dans la voix, utiliser des gestes et recourir au contexte;

- favoriser l'utilisation d'une seule langue;
- établir une relation favorable. Toutes les formes de communication (gestes, regards, etc.) sont acceptables. S'amuser avec l'enfant. Sans communication, il n'y a pas d'apprentissage;
- favoriser l'élaboration des moyens compensatoires en faisant appel aux forces de l'enfant;
- utiliser le support visuel pour favoriser la communication;
- placer l'enfant en garderie dès le bas âge afin de favoriser le développement des moyens compensatoires.

D'autres attitudes concernant la compréhension verbale à l'école doivent être encouragées:

- s'assurer que l'élève connaît bien la signification du vocabulaire employé en classe (donner une liste aux parents);
- créer une liste de définitions ou d'illustrations de mots dont la signification n'est pas familière ou d'expressions particulières;
- accompagner les messages verbaux de compléments visuels: signes, gestes, mimiques, illustrations, mots écrits, etc.;
- utiliser du matériel visuel et concret pour appuyer le contenu, les consignes, la démarche, l'activité, ainsi que pour mettre en évidence le thème abordé en classe;
- illustrer la routine de classe à l'aide de pictogrammes;
- enregistrer sur cassettes audio les présentations de l'enseignant (pour remplacer les notes de cours);
- organiser les explications données en classe de façon claire et précise;
- fournir un plan du cours;

- s'adresser directement à l'élève en le nommant, en s'assurant d'un contact visuel et en le touchant au moment d'une consigne ou d'une explication au groupe;

- vérifier si l'élève a bien compris en lui demandant de reformuler ce qui a été dit;

- adapter la complexité du langage au niveau de compréhension de l'élève : forme (comment vous le dites) et contenu (de quoi vous parlez);

- associer le message verbal à des objets, à des actions et à des événements précis pour favoriser une compréhension plus juste. Prendre appui sur le concret et accompagner les explications de démonstrations;

- éviter une trop forte stimulation auditive, visuelle et verbale (ex.: un bruit de fond continu);

- prévoir un moment de silence en classe après une activité demandant un effort de compréhension ou alterner des activités requérant des habiletés de compréhension et d'autres qui n'en sollicitent pas;

- ralentir le débit verbal;

- utiliser la redondance et la répétition ou reformuler la phrase;

- articuler correctement;

- réduire la longueur des énoncés;

- commencer en mettant l'accent, pour faciliter la compréhension d'une notion nouvelle, sur le vécu de l'élève, sur des situations de sa vie courante, sur des photos ou des objets personnels, puis s'en détacher progressivement. Fournir des exemples après avoir présenté un nouveau concept.

Le trouble déficitaire de la capacité d'attention avec ou sans hyperactivité

Les sigles TDA (trouble déficitaire de l'attention) et TDAH (trouble déficitaire de l'attention avec hyperactivité) sont utilisés pour décrire un groupe de symptômes incluant l'inattention, l'impulsivité et l'hyperactivité. Le TDA renvoie à des difficultés prononcées d'inattention et de désorganisation alors que le TDAH fait référence à des difficultés prononcées d'impulsivité et d'hyperactivité*.

Les enfants qui présentent un *déficit de la capacité d'attention* (TDA) ont de la difficulté à maintenir leur attention ou à se concentrer. Lorsqu'ils essaient de rester assis et d'écouter à l'école, leur esprit se fatigue et ils s'ennuient. À la maison, on a l'impression qu'ils refusent délibérément d'écouter leurs parents. Ils ont de la difficulté à terminer une tâche, à moins que celle-ci ne les intéresse ou ne les excite particulièrement. Leur esprit est actif et ils s'égarent facilement; « ils sont dans la lune » alors qu'ils sont censés faire du travail scolaire ou une activité comme ranger leurs jouets. En général, ces enfants sont facilement distraits et leur impulsivité leur fait accomplir les choses trop rapidement, sans réfléchir. On a ainsi l'impression qu'ils se comportent mal et qu'ils sont souvent désorganisés.

Les enfants qui ont un *déficit de la capacité d'attention avec hyperactivité* (TDAH) sont constamment en mouvement, comme s'ils étaient mus par un moteur. Ils ont de la difficulté à rester assis, ils bougent sans cesse et se tortillent. Ces enfants peuvent être socialement immatures et d'humeur changeante. De plus, il est très difficile de les satisfaire parce qu'ils semblent toujours être à la recherche de quelque chose. On dit souvent

---

* L'association des deux se traduit par le sigle TDA/H.

qu'ils sont inconséquents parce qu'ils se révèlent soudainement incapables de réaliser une activité qu'ils ont réussie à faire la veille.

Selon le *Manuel diagnostique et statistique des troubles mentaux* de l'American Psychiatric Association (DSM-IV, Masson 1996), le TDA/H est un mode persistant d'inattention ou d'hyperactivité/impulsivité, plus fréquent et plus sévère que ce qu'on observe habituellement chez des sujets d'un niveau de développement similaire.

Selon le docteur R.A. Barkley, psychologue, le TDA/H constitue un retard dans le développement neurologique de l'inhibition de la réponse aux différents stimuli qui assaillent l'enfant, ce qui entraîne une inefficacité des fonctions neuropsychologiques fondamentales pour le contrôle de soi et des comportements orientés vers le futur. Ce déficit est en lien avec les fonctions exécutives qui trouvent apparemment leur siège dans certaines aires du lobe frontal. Cela signifierait donc que la personnalité des parents de même que le caractère, la maturité ou la bonne volonté de l'enfant ne sont pas les éléments déclencheurs de ces troubles. Il s'agirait d'un problème physique qui peut être contrôlé mais qui ne peut être guéri.

Le TDA/H est le trouble le plus fréquemment diagnostiqué chez les enfants nord-américains, mais il est très controversé car aucun marqueur biologique particulier ne confirme le diagnostic. Des recherches révèlent une tendance héréditaire, mais le gène porteur n'a pas encore été identifié.

On estime que 3 % à 5 % des enfants seraient atteints du TDA/H. Il apparaîtrait chez les garçons comme chez les filles, et ce avant l'âge de 7 ans. Des troubles d'apprentissage sont associés à 25 % des cas de TDA/H. Ils causent un retard dans l'intégration du langage oral, de la lecture, de l'écriture et des mathématiques.

Le diagnostic

Le diagnostic différentiel s'avère complexe et requiert une évaluation minutieuse et multidisciplinaire. Chaque spécialiste utilise les outils qu'il juge les plus appropriés. On élabore constamment de nouveaux tests et d'autres sont améliorés; ils permettent, en l'absence de normes standardisées, d'observer le comportement d'un sujet évalué, ses processus de résolution de problèmes et le type d'erreurs qu'il fait, de façon à mettre en évidence les déficits dont il peut souffrir.

L'intervention

Le traitement du trouble déficitaire de la capacité d'attention avec ou sans hyperactivité comprend souvent des stratégies éducatives et comportementales ainsi qu'une médication.

La médication

Le méthylphénidate commercialisé sous le nom de « Ritalin » est le médicament le plus utilisé pour contrer les symptômes du TDA/H. Il s'agit d'un stimulant du système nerveux central. Ce médicament augmente la capacité d'attention et la concentration, et il diminue l'impulsivité. La tendance à prescrire le méthylphénidate pour le TDA/H est particulière aux pays d'Amérique du Nord. Dans les autres pays, on le prescrit dans moins de 0,5 % des cas seulement.

Pour prescrire une médication, le médecin (pédiatre, neurologue, psychiatre ou omnipraticien) tient compte habituellement des symptômes, du comportement, des problèmes d'apprentissage et de la confirmation du diagnostic du TDA/H.

Certains spécialistes, en Belgique notamment, abordent le trouble dans une perspective cognitive, en tentant de décrire les différents déficits de l'enfant plutôt que de lui accoler l'étiquette d'un TDA/H. Dans l'avenir, cette approche pourrait permettre différentes modalités de traitement pour les enfants souffrant d'un déficit d'attention simple et leur offrir ainsi une réelle solution de rechange à la médication.

Ici, certains experts croient que la prise de médication seule est suffisante pour aider l'enfant alors que d'autres estiment qu'une approche multimodale est essentielle au développement des enfants.

Les cliniciens de même que les parents font donc face à un dilemme, celui de décider ou non d'utiliser une médication pour réduire les symptômes s'apparentant au TDA/H. Il faudrait que ce dilemme soit résolu rapidement, car les statistiques liées à cet usage indiquent un taux de croissance constant depuis 1990. Une collaboration étroite entre les différents spécialistes est donc nécessaire pour résoudre la controverse entourant la prise de médication.

Chose certaine, la prise de méthylphénidate a permis d'observer souvent des changements positifs dans le comportement et les résultats scolaires des enfants.

L'approche multimodale

L'approche multimodale préconisée par plusieurs spécialistes comprend des modifications dans l'organisation de la classe, des rencontres familiales permettant de démystifier le trouble, de la psychothérapie cognitive et comportementale ou psychodynamique et de l'entraînement aux habiletés sociales.

En résumé, on peut conclure que le diagnostic du TDA/H est complexe, puisqu'il n'y a aucun marqueur biologique particulier pour le confirmer. De plus, vouloir distinguer entre les enfants atteints par ce trouble — qui, par ailleurs, peut varier de léger à sévère — et ceux qui ne le sont pas peut s'avérer ardu.

Les parents manquent de connaissances et ils doivent trop souvent se fier aux médias pour avoir une idée du problème et de la situation. Il peut en découler de la confusion et un certain manque de confiance à l'égard des professionnels qui œuvrent auprès de leurs enfants. Il ne faut jamais hésiter à poser des questions sur le sujet et à consulter plusieurs professionnels si nécessaire.

À retenir

- La dyslexie est un trouble d'apprentissage de la lecture qui survient en dépit d'une intelligence normale. Il résulte d'un trouble spécifique du langage dont le problème central est un déficit du traitement phonologique.

- Le trouble auditif central ne peut être dépisté qu'après une évaluation faite par des orthophonistes et des audiologistes spécialisés dans le domaine.

- Parmi les enfants ayant des difficultés d'apprentissage, quelque 80 % souffrent d'un retard dans le développement du langage oral. Ces enfants peuvent présenter des difficultés de langage réceptif et expressif et la plupart ont des difficultés de traitement phonologique.

- Le diagnostic d'un TDA/H ne peut être posé qu'après une évaluation approfondie faite par des spécialistes. Le traitement comprend des stratégies éducatives et comportementales ainsi qu'une médication au besoin.

CHAPITRE 3

L'ÉVALUATION DES TROUBLES D'APPRENTISSAGE

▼

Le but de l'évaluation

Les parents qui croient que leur enfant a un trouble d'apprentissage ne doivent pas hésiter à consulter un médecin et à rencontrer l'enseignant afin d'identifier de façon plus précise les difficultés que l'enfant rencontre. Par la suite, ils peuvent participer à une évaluation avec les professionnels requis si cela s'avère nécessaire. Au cours de la période qui précède l'évaluation, il pourront s'informer sur le processus à entreprendre et sur la signification des résultats anticipés.

Le but de l'évaluation est de mettre en évidence les forces et les faiblesses de l'enfant, de voir s'il a un trouble d'apprentissage et de déterminer les programmes et les services éducatifs qui répondront à ses besoins.

Les parents traversent toute une gamme d'émotions lorsqu'ils engagent le processus d'évaluation de leur enfant afin d'établir son profil scolaire ou psychologique. Mais l'évaluation devrait leur fournir des réponses qui les aideront à comprendre les raisons pour lesquelles leur enfant a des problèmes et à voir ce qui peut être fait pour améliorer la situation.

Le processus d'évaluation peut être enclenché par un parent ou sur la recommandation du personnel scolaire. Il faut noter qu'une évaluation ne peut être faite sans le consentement des parents.

Lorsque l'évaluation est proposée par l'école — et réalisée avec le consentement des parents — il s'agit d'un service gratuit. Cependant, les parents ne peuvent participer au choix de l'évaluateur lorsque c'est l'école qui enclenche l'évaluation; de plus, la liste d'attente peut être longue. Si, pour une raison ou pour une autre, il est impossible d'obtenir une évaluation en passant par le système scolaire, les parents peuvent s'adresser à un centre hospitalier ou, au Québec, à un centre local de services communautaires (CLSC). Il faut toutefois savoir que, là aussi, l'attente risque d'être longue. Les parents peuvent également recourir au secteur privé. Dan un tel cas, ils doivent obtenir préalablement les réponses aux questions suivantes :

- Le professionnel à qui ils s'adressent a-t-il des connaissances suffisantes dans le domaine des troubles d'apprentissage ?
- L'école remboursera-t-elle le coût de l'évaluation ?
- L'école acceptera-t-elle les résultats des tests ?
- Leur assurance-maladie privée couvrira-t-elle en tout ou en partie les coûts de l'évaluation ?

Ce que comporte une évaluation ?

L'évaluation est généralement effectuée par un ou par plusieurs professionnels de la santé et de l'éducation. Elle comporte, de façon générale, les éléments suivants :

- une entrevue avec les parents ou la famille ;
- une recherche complète des antécédents, en mettant l'accent sur les secteurs à risque ;
- un examen médical ;
- un examen audiologique ;

- une évaluation psychologique, orthopédagogique et orthophonique.

Le rôle des principaux intervenants engagés dans l'évaluation

Le **pédiatre** est le médecin spécialisé dans le développement global de l'enfant. Il évaluera, dans un premier temps, l'état de santé de l'enfant. Si nécessaire, il pourra orienter l'enfant vers des examens complémentaires concernant sa vision, son audition, son langage, etc. Le **neurologue** et le **pédopsychiatre** peuvent également être engagés dans l'évaluation à titre de médecins spécialistes, surtout dans les situations où l'enfant présente un TDA/H.

Le **psychologue** est le professionnel qui procède à l'évaluation de la capacité intellectuelle (« test d'intelligence »). Les tests permettront d'établir la capacité globale à apprendre et révéleront de quelle manière l'enfant apprend le mieux : par la lecture, par l'écoute d'information ou par la manipulation d'objets. Les tests de performance mesurent ce que l'enfant n'a pas encore appris à l'école dans le domaine de la lecture, de l'orthographe, des mathématiques et des connaissances générales.

L'**orthophoniste** est le professionnel qui procède à l'évaluation de la communication orale et qui situe, de façon formelle, les niveaux expressif et réceptif du langage dans le but de vérifier l'influence sur les apprentissages.

L'**orthopédagogue** est un professionnel qui évalue la nature des difficultés d'apprentissage à l'école dans le but d'établir un plan de rééducation.

L'**audiologiste** est un professionnel qui évalue les troubles auditifs périphériques et centraux de même que leur influence sur les apprentissages.

L'**enseignant** représente un élément important du processus d'évaluation, car il voit l'enfant régulièrement dans un environnement où évoluent d'autres enfants du même âge. Par l'observation en classe et le dossier scolaire, il peut évaluer de façon informelle un enfant et dépister celui qui peut avoir des problèmes d'apprentissage. Le rendement scolaire et les attitudes sociales de l'enfant sont des indices importants dans le dépistage des troubles d'apprentissage.

Les **parents** jouent un rôle clé dans l'évaluation de leur enfant pour les raisons suivantes:

- ils connaissent leur enfant mieux que quiconque;
- ils sont en mesure de réunir toute l'information le concernant;
- les professionnels peuvent changer de milieu de travail, mais les parents sont toujours là.

Les parents devraient constituer un dossier personnel rassemblant le plus de renseignements possibles sur leur enfant. Ce dossier devrait comporter:

- les bulletins scolaires;
- le rapport du pédiatre ou du médecin de famille;
- les rapports des intervenants spécialisés;
- des observations personnelles.

La présentation des résultats

Lorsque les résultats de l'évaluation de l'enfant sont présentés aux parents, ceux-ci devraient noter les termes techniques qu'ils ne comprennent pas et se faire expliquer clairement le trouble que présente l'enfant. Il ne faut pas hésiter non plus à demander des précisions quant à leur rôle face à l'enfant. Il est préférable d'être accompagné par le conjoint ou un ami lorsque les résultats de l'évaluation sont communiqués.

Il n'est pas facile de faire un diagnostic et de prescrire un traitement approprié étant donné qu'il n'y a jamais une seule cause clairement définie qui explique un trouble d'apprentissage. De même, il est peu probable que deux enfants ayant des troubles d'apprentissage présentent exactement les mêmes symptômes. Chaque enfant offre un bon rendement dans certains domaines et connaît des échecs dans d'autres. Par exemple, un jeune de 9 ans ayant des troubles d'apprentissage peut avoir un quotient intellectuel (QI) très élevé tout en accusant un retard de 2 à 3 ans en lecture et en mathématiques par rapport à son groupe d'âge.

Il est possible que l'évaluation ne réponde pas à toutes les préoccupations et questions des parents au sujet du trouble d'apprentissage de leur enfant. Souvent les parents sont déçus que l'évaluation n'offre pas une solution claire à tous les problèmes de leur enfant. Mais il importe de considérer les résultats et les recommandations de l'évaluation comme le point de départ pour l'élaboration de nouvelles interventions. Les parents doivent se montrer réceptifs aux suggestions, car l'évaluation est la première étape d'un long cheminement visant à développer les forces de l'enfant. Et, sur ce chemin, les parents ont besoin d'aide. Alors, même s'ils ne sont pas pleinement en accord avec les résultats de l'évaluation, les parents devraient en tenir compte, car il s'agit d'une information qui provient d'une source généralement sûre.

Tous les enfants ayant un trouble d'apprentissage ont besoin de techniques d'éducation adaptées ou spécialisées. Le principe de base consiste à bâtir sur les points forts de l'enfant tout en renforçant, contournant et compensant ses points faibles. Il arrive souvent qu'un nouvel ensemble de techniques spécialisées d'enseignement soit très profitable à l'enfant.

Une mise en garde au sujet de l'intervention

Quelle approche les parents doivent-ils adopter par rapport aux divers traitements prescrits ? Lorsqu'on recommande un traitement pour un enfant, il va sans dire que les parents se sentent très vulnérables, car ils désirent toujours ce qu'il y a de mieux pour lui.

Dans ce domaine comme dans bien d'autres, il y a une règle élémentaire à suivre : se servir de son bon sens et y penser deux fois plutôt qu'une avant de commencer quelque chose de nouveau, un nouveau traitement par exemple. Les traitements qui ne sont pas recommandés par le médecin ou le spécialiste – ou que ces derniers ne connaissent pas — peuvent sembler pleins de promesses, mais ils ont rarement fait l'objet d'études ou de recherches. Certains de ces traitements peuvent aussi être très coûteux. Quoiqu'il en soit, les parents doivent discuter des diverses thérapies et de leurs risques et avantages avec leur médecin. Les sections locales des associations s'occupant des troubles d'apprentissage constituent souvent pour les parents et leur médecin une bonne source de renseignements à cet égard.

On prescrit parfois des médicaments aux enfants ayant un trouble de comportement ou un trouble d'attention. Certains médicaments tels que les psychostimulants (Ritalin, par exemple) ne doivent être considérés que dans des cas très précis et uniquement sur les conseils d'un médecin.

Après avoir pris connaissance des diverses formes que peuvent prendre les troubles d'apprentissage de même que des termes qui servent à les décrire, les parents doivent se renseigner sur les handicaps particuliers de leur enfant et apprendre à bien connaître ses capacités, ses points forts, de manière à l'aider à les mettre en valeur. Par la suite, ils travailleront en collaboration étroite avec l'école afin de décider des interventions nécessaires ; mais, avant toute chose, ils devront s'entendre avec les spécialistes sur trois points : la nature exacte du problème ou le diagnostic, le niveau d'aide nécessaire, l'endroit où ils pourront obtenir de l'aide.

Certains enfants peuvent bénéficier d'un programme de rééducation spécialisé, adapté à leurs besoins, tout en continuant à suivre les cours usuels à l'école. D'autres profitent mieux de cours spéciaux offerts à l'école pendant une partie de la journée et peuvent réintégrer les cours réguliers pour le reste de la journée. Il y en a, enfin, qui doivent suivre leurs cours dans une école spécialisée. Quelle que soit la forme que prend la rééducation, le programme a toujours comme objectif de fournir à l'enfant un enseignement adapté à ses aptitudes, tout en lui procurant l'aide nécessaire pour surmonter ou compenser ses faiblesses.

La plupart des enfants qui ont des troubles d'apprentissage continuent d'avoir ces problèmes à l'adolescence. Il est donc important que les parents travaillent continuellement avec l'école afin de mettre sur pied des programmes d'enseignement spécialisé pour les années à venir.

À retenir

- L'évaluation est une première étape à franchir pour obtenir l'aide dont l'enfant a besoin.

- Lorsque les parents ne comprennent pas les termes techniques employés par les professionnels qui font l'évaluation de leur enfant, ils doivent poser des questions et prendre des notes.

- Il est important de mettre en évidence les points forts de l'enfant et de ne pas s'attarder seulement sur ses point faibles.

- La collaboration entre les parents et les intervenants des milieux de la santé et de l'éducation est essentielle.

- Il n'existe pas de traitement miracle pour guérir le trouble d'apprentissage.

CHAPITRE 4
DE L'ENFANT RÊVÉ À L'ENFANT RÉEL

▼

Un enfant va naître... Des projets d'avenir se forment... Après une période de vie et de développement «normal», les signes d'une déficience se manifestent chez l'enfant. Les parents qui croyaient être en train de réaliser leur rêve, vivent très difficilement son effondrement. Ils font face non seulement à leurs propres préjugés, mais aussi à ceux de la société. De plus, il arrive que les professionnels qui doivent soutenir les parents aient de la difficulté à remplir ce mandat parce qu'ils ont eux-mêmes des préjugés.

Les parents sont généralement les premiers à remarquer que le comportement de leur enfant est différent de celui des autres ou qu'il apprend plus difficilement. Les indices peuvent être vagues et le trouble d'apprentissage n'apparaît parfois qu'au moment où l'enfant est exposé aux tâches complexes de l'école.

Pour accepter le fait que «quelque chose ne va pas chez l'enfant», les familles vont devoir élaborer au fil des semaines et des mois, et souvent avec difficulté, des stratégies d'adaptation. Pour certaines, le stress vécu dépasse la capacité d'adaptation. Cet événement risque alors d'avoir des répercussions importantes sur chaque parent, sur les relations de couple, sur la relation avec l'enfant, l'entourage et la société en général.

De façon générale, les parents cherchent d'abord à fuir cette réalité qui bouleverse plusieurs de leurs projets d'avenir. Certains espèrent un remède ou une méthode miracle. Néanmoins, avec le temps, des attitudes plus positives et plus nuancées s'installent habituellement.

Les étapes à vivre après l'annonce du diagnostic

Dans un premier temps, c'est le **choc**, la prise de conscience de l'écart entre le désir, le rêve et la réalité. C'est la perte de l'enfant « normal ». Des questions sans réponse se bousculent dans la tête des parents affolés, égarés, confus. Vient ensuite une étape de **contestation** ou de **négation** au cours de laquelle les parents désirent que la réalité se transforme et que leur chagrin s'évanouisse. Cette étape est nécessaire ; elle constitue un mécanisme de défense contre la trop grande brutalité du choc.

Puis, c'est le **désespoir** mêlé à la colère, de même que l'**anxiété** et la **tristesse**. L'événement est perçu comme une injustice. « Pourquoi cela nous arrive-t-il ? » Les parents se culpabilisent, cherchent une cause, un coupable, et se sentent tout à fait inaptes. Ils se croient aussi incapables de trouver une solution et rejettent sur les professionnels ou l'entourage les sentiments négatifs de colère et de frustration qu'ils éprouvent ; ils tentent de cette façon de réduire l'agressivité qu'ils ressentent à l'égard de l'enfant.

Arrive ensuite la période du **détachement** ou de l'**adaptation**. Les parents commencent enfin à accepter la réalité et à s'organiser en fonction de celle-ci. Les sentiments négatifs ne sont pas encore tout à fait maîtrisés, mais cette étape de transition conduit peu à peu à l'**acceptation** ou à la **réorganisation**. L'enfant sera enfin reconnu pour ce qu'il est, avec ses limites mais aussi avec toutes ses potentialités. Il prend sa place et est traité selon ses besoins au même titre que les autres membres de la famille. Cela survient en même temps que les parents prennent conscience de leurs propres sentiments envers l'enfant. C'est à ce moment que s'installe véritablement chez les parents la volonté de donner à l'enfant toutes les chances de s'épanouir harmonieusement.

Lorsqu'une certaine paix s'installe enfin dans leur cœur, les parents sont en mesure de tirer des enseignements extrêmement positifs de la présence et de la condition de leur enfant qui a un trouble d'apprentissage. Ils voient souvent dans cette situation une leçon de vie qui les fait évoluer sur le plan personnel, relativement à leurs valeurs et à leurs priorités.

Il ne faut surtout pas oublier que l'enfant traverse, lui aussi, une période de tristesse par rapport à la situation; de plus, il doit faire le deuil de la solution magique qu'il espérait trouver dans le processus d'évaluation et dans les solutions de l'école. Les parents doivent relever le double défi de gérer leurs propres émotions et celles de l'enfant.

Certains parents affirment qu'ils ont besoin d'une aide psychologique, en particulier lorsqu'ils se sentent en colère ou incertains. Ce soutien les aide eux-mêmes, mais aide également l'enfant touché ainsi que ses frères et sœurs qui subissent aussi les tempêtes émotives associées au diagnostic de trouble d'apprentissage.

Voir les choses d'un autre œil ou « Le voyage en Hollande »

«On me demande souvent de décrire l'expérience que représente le fait d'élever un enfant qui a un handicap, un trouble d'apprentissage. Voici un petit récit qui a pour but d'aider les gens qui n'ont pas vécu cette expérience unique à mieux la comprendre et à imaginer comment on se sent… lorsqu'on la vit.

« Attendre un enfant, c'est comme planifier un voyage fabuleux en Italie. Vous achetez un lot de guides et faites de merveilleux projets : le Colisée, le David de Michel-Ange, les gondoles à Venise. Vous apprenez aussi quelques phrases pratiques en italien. Tout cela est très excitant.

« Après des mois d'attente, le jour du départ arrive enfin. Vous faites vos bagages et vous partez. Plusieurs heures passent et, au moment où l'avion atterrit, l'agent de bord déclare aux passagers : « Bienvenue en Hollande ! »

« En Hollande ? Que voulez-vous dire en Hollande ? » J'avais réservé pour l'Italie. Toute ma vie, j'ai rêvé d'aller en Italie.

« Mais des changements ont été apportés au plan de vol. L'avion a atterri en Hollande et c'est là que vous devez rester. Le plus important, c'est qu'ils ne vous ont pas transportés dans un endroit horrible, dégoûtant et sale, plein de famine et de maladies. L'endroit est simplement différent.

« Alors, vous sortez et vous allez acheter de nouveaux guides. Vous devez aussi apprendre une toute autre langue et rencontrer tout un groupe de gens nouveaux que vous n'auriez pas rencontrés autrement. L'endroit est tout simplement différent. Le rythme y est plus lent qu'en Italie, il y a moins de tape-à-l'oeil qu'en Italie. Mais après y avoir passé un certain temps et repris votre souffle, vous regardez autour de vous et vous commencez à remarquer que la Hollande possède des moulins, des tulipes à profusion et même des Rembrandt.

« Mais tous ceux que vous connaissez vont en Italie et en reviennent enchantés. Quant à vous, pendant le reste de votre vie, vous direz : « Oui, c'est là que je devais aller. C'est ce que j'avais planifié. »

« Le chagrin ne s'effacera jamais, car la perte de ce rêve est très grave. Mais si vous passez votre vie à porter le deuil de votre voyage en Italie, vous risquez de ne jamais apprécier les choses très spéciales et magnifiques que réserve la Hollande.»

Traduction libre d'un texte de Emily Pearl Kingsley
paru dans *Voice Ottawa Newsletter*, 1994.

À retenir

- Il existe plusieurs étapes à vivre après l'annonce du diagnostic d'un trouble d'apprentissage : le choc, la négation, le désespoir, la colère, la tristesse et, enfin, l'acceptation et la réorganisation.

- Les parents et l'enfant lui-même traversent une période de tristesse et de frustration avant d'accepter la situation.

- Accepter de perdre un rêve, c'est souvent s'ouvrir à de nouvelles découvertes.

Chapitre 5

VIVRE AVEC DES TROUBLES D'APPRENTISSAGE*

▼

L'enfant qui présente un trouble d'apprentissage vit un stress chronique. Comment pourrait-il en être autrement quand on éprouve des difficultés à accomplir des tâches telles que la lecture et l'écriture et quand on dépense de grandes sommes d'énergie pour s'organiser alors que ceux qui nous entourent le font sans effort.

Les parents doivent comprendre et accepter ce stress vécu par l'enfant. De plus, leur rôle est de travailler à l'alléger ; cela peut se faire en ménageant des occasions où l'enfant peut parler de ses efforts, de ses frustrations et de ses peurs. Si l'enfant dispose de cet exutoire, il sera moins enclin à réagir avec violence envers ses frères et sœurs ou ses camarades de classe.

D'autre part, si l'enfant a vraiment l'impression que ses parents évitent de parler de ses difficultés ou de son handicap en sa présence, il peut paradoxalement éprouver une peur excessive. Il appartient donc aux parents de lui faire comprendre qu'il n'a pas à avoir honte de son trouble d'apprentissage ni le garder

---

* Les éléments d'information contenus dans cette partie du livre de même que dans la section intitulée *Les attitudes parentales* proviennent en partie de deux publications de l'Association canadienne des troubles d'apprentissage : *Guide sur les problèmes d'apprentissage et de comportement chez les enfants* et *Soutenir activement votre enfant ayant un trouble d'apprentissage*.

secret. L'enfant doit sentir qu'il peut s'en ouvrir aux membres de sa famille et à ses amis.

La perte de l'estime de soi

Un enfant risque de perdre l'estime de lui-même s'il se fait taquiner en public à propos de son handicap. Par contre, le fait de se faire taquiner gentiment par un membre de sa famille a un effet contraire; souvent cela l'aide à se sentir davantage en sécurité et plus à l'aise avec les autres. C'est aussi l'occasion rêvée d'acquérir un bon sens de l'humour et d'alléger ainsi le stress de sa vie quotidienne.

Conscients de la fragilité de l'estime de soi de leur enfant, les parents devraient s'amuser tous les jours avec lui, que ce soit en lisant une bande dessinée ou en partageant une anecdote. L'enfant aime beaucoup entendre ses parents lui raconter qu'ils ont été maladroits ou qu'ils ont oublié quelque chose au travail; le fait de voir se tromper des adultes qu'il aime et qui réussissent dans la vie lui procure le sentiment d'être «normal»; c'est une véritable sensation de bien-être pour lui.

L'enfant que ses amis rejettent, qui a des problèmes à l'école, qui est constamment critiqué à cause de ses retards ou qu'on qualifie de **paresseux**, de **maladroit**, n'aura certainement pas une bonne opinion de lui-même et pourrait même avoir tendance à être déprimé. La perte de l'estime de soi peut être très difficile à vivre pour un enfant ayant un trouble d'apprentissage. Pour remédier à cette situation, les parents doivent encourager leur enfant à participer à des activités qui l'intéressent et, si leurs moyens financiers le permettent, lui offrir des leçons d'expression artistique ou l'inscrire à un club sportif. Il ne faut pas oublier que les enfants qui ont des troubles d'apprentissage sont souvent très créatifs. Voici d'autres façons de favoriser l'estime de soi de l'enfant:

- lui donner l'occasion de participer à une vie de groupe avec d'autres enfants, de partager et même d'enseigner à d'autres jeunes ce qu'il apprend lui-même;
- partager chaque jour un moment d'intimité avec lui;
- lui permettre de raconter sa journée afin d'être plus en mesure de l'aider à trouver des solutions à ses problèmes;
- l'encourager à exprimer ses sentiments de manière à savoir ce qu'il pense.

L'école occupe une place prépondérante dans la vie des enfants et dans celle de leur famille. Lorsqu'un enfant ayant un trouble d'apprentissage obtient des résultats scolaires inférieurs à la moyenne, les parents le ressentent comme un échec personnel et cela nuit à leur propre estime de soi. Il est important qu'ils réagissent à cette situation de stress en exprimant leurs propres sentiments, en se confiant à des amis, en pratiquant des activités qui leur plaisent. Pour certains, l'exercice physique s'avère salutaire.

Les peurs vécues par l'enfant

La famille a beaucoup changé. Les enfants vivent aujourd'hui dans des familles de tous genres (traditionnelle, monoparentale, reconstituée, adoptive). De plus, les problèmes familiaux se sont multipliés, et il est facile pour l'enfant qui a un handicap de se sentir responsable de situations diverses comme l'absence ou la maladie d'un parent, le divorce ou la séparation, le manque de ressources financières. Il devient donc impératif d'être très attentif aux peurs que l'enfant tente de dissimuler (« Où est papa ? » « Papa reviendra-t-il ? » « Maman va-t-elle mourir ? ») et qu'il ne peut exprimer directement en raison de son bas âge. Ces peurs se traduisent souvent par un manque de sommeil ou par des comportements immatures comme régresser sur le plan du langage, mouiller son lit ou souiller ses sous-vêtements.

Les parents doivent être sensibilisés aux peurs, aux fantasmes et aux interprétations erronées qui sont monnaie courante chez tous les jeunes enfants, et particulièrement chez ceux qui ont un trouble d'apprentissage. Ces derniers ont besoin qu'on les rassure davantage et qu'on leur dise que leurs peurs, difficultés ou comportements ne sont pas la cause des problèmes que rencontre la famille. Les relations familiales sont certes mises à l'épreuve quand un enfant présente un trouble d'apprentissage, mais cela ne devrait en aucune façon déstabiliser ou désagréger la famille.

Les ruptures au sein de la famille

On doit expliquer aux enfants qu'il est possible que les gens se mettent en colère les uns contre les autres tout en continuant à s'aimer et que des parents peuvent se disputer sans divorcer. L'important est de dire aux enfants sur quoi porte le désaccord et quelles conséquences cela peut avoir sur les événements futurs. Quand il y a séparation ou divorce, on doit aussi leur permettre d'aimer le parent absent et même les encourager à le faire. Les enfants ne cessent pas d'aimer un des deux parents parce que ces derniers s'aiment moins. Il faut que les enfants sachent qu'on va continuer à les aimer et à s'occuper d'eux, peu importe les changements liés à la situation parentale, aux revenus, à la résidence ou à l'emploi.

L'abandon parental, la séparation et le divorce sont particulièrement difficiles à vivre pour les enfants de moins de huit ans parce qu'ils sont trop jeunes pour comprendre la différence entre des relations permanentes et des relations qui peuvent être interrompues. Ils ne se rendent pas compte encore que l'amour entre adultes constitue un lien plus fragile que celui qui existe entre un parent et son enfant. Il leur est difficile de comprendre que la séparation peut comporter des aspects positifs pour les adultes alors qu'elle n'en présente aucun pour eux-mêmes. Par exemple, il n'est pas facile, pour des enfants qui présentent de l'hyperactivité et qui sont désorganisés, d'être obligés de s'adapter à des règles différentes d'un foyer à un autre, d'avoir à trouver leurs effets personnels dans deux maisons et à essayer de se faire des amis dans deux quartiers différents.

Le fait de déménager dans un foyer adoptif ou nourricier ou de subir la séparation ou le divorce de leurs parents intensifie les peurs chez les enfants. Les enfants ayant un trouble d'apprentissage ont de la difficulté à imaginer de façon précise les conséquences de ces situations et se sentent d'autant plus vulnérables. Quand ils se rendent compte qu'ils ont perdu le contact avec une ou plusieurs personnes, ils peuvent facilement s'imaginer qu'une catastrophe va les frapper à tout moment. Ils ont l'impression d'avoir très peu de contrôle sur leur vie.

Pour enseigner aux enfants quelques notions sur les relations humaines et particulièrement leur apprendre la différence entre des relations biologiques, c'est-à-dire permanentes, et celles qui sont acquises et qui peuvent être interrompues, les parents peuvent, par exemple, se servir de poupées ou d'albums de photos. Les enfants peuvent aussi constituer leur propre album de photos ou dessiner une histoire. Ils peuvent aussi s'exprimer sur des événements prévisibles dans le temps et imaginer, par exemple, qu'ils passeront plus de temps avec le parent absent à un moment déterminé dans l'année. Indiquer sur le calendrier la journée prévue d'une visite chez la mère ou le père absent, biffer à mesure qu'elles passent les journées qui le séparent de ce moment attendu, écrire et illustrer son propre petit livre sur la vie qu'il mène avec un seul parent ou au foyer nourricier, voilà d'autres moyens dont l'enfant dispose pour apprivoiser les difficultés reliées à la rupture.

Dans les périodes de changement ou de déséquilibre, le besoin d'organisation et d'encadrement est plus intense chez tout enfant et particulièrement chez celui qui a un handicap. Il faut s'assurer, au cours de ces périodes, qu'il continue d'avoir des rapports sociaux avec d'autres enfants; on peut l'aider en invitant ses amis à la maison ou en le faisant adhérer à un club quelconque (sportif ou autre) avec son accord. Il y a lieu également d'avertir les enseignants des changements qui surviennent dans la vie de l'enfant de façon qu'ils ne soient pas étonnés de le voir, par moments, devenir agressif, hyperactif et distrait ou agir de façon immature.

Divorce, séparation, décès, maladie, adoption et placement sont particulièrement traumatisants pour un enfant qui a déjà connu des déceptions significatives, par exemple face à sa réussite scolaire et sociale. Néanmoins, avec l'aide d'un adulte, l'enfant peut apprendre à faire la distinction entre les pertes réelles et les pertes anticipées, et à réaliser que l'amour, l'affection et le plaisir sont toujours possibles, même si le contexte s'est quelque peu modifié.

Se faire des amis

Avoir des amis, c'est apprendre à faire confiance et à être digne de confiance. Par l'amitié, nous mettons les autres à l'épreuve en tentant de trouver le niveau d'agressivité et d'impulsivité qu'ils peuvent tolérer. Avec nos amis, nous apprenons un tas de choses: que les amis doivent attendre leur tour, qu'ils doivent s'entendre sur ce qu'ils croient être acceptable, qu'il faut être sensible aux idées et aux sentiments des autres, que chacun est unique, qu'il y a des choses qu'on est prêt à abandonner et d'autres non, qu'il faut parfois soutenir les autres et quelquefois recevoir leur soutien, etc. Et enfin, après une dispute, nous apprenons à nous réconcilier en négociant et en faisant des compromis.

Il est fréquent que des enfants ayant un trouble d'apprentissage aient de la difficulté à être en relation avec les autres enfants de leur âge. De façon générale, on ne s'attend pas à ce qu'un jeune enfant soit très sensible à ce que les autres veulent ou ressentent; mais on peut dire que les enfants ayant un trouble d'apprentissage ou d'attention ont plutôt tendance à être insensibles face aux autres. Placés dans une situation nouvelle ou dans un groupe d'enfants, ils peuvent aussi devenir surexcités et anxieux.

Ces enfants ont de la difficulté à imaginer ce qui se passera quand ils seront en compagnie de leurs amis. Ils ont souvent peur que la situation qui se présente soit aussi désastreuse que les précédentes; leur niveau d'anxiété augmente et les mauvais comportements qui en résultent font que les pires situations se répètent. Le rôle des parents est d'atténuer la complexité et les stimulations liées à des rencontres et d'avoir des attentes réalistes en ce qui concerne leur enfant.

Les relations avec les autres représentent de loin l'aspect le plus important de notre vie. Pour un jeune enfant, les parents sont les personnes qui ont le plus d'importance, mais les rapports avec les pairs et les adultes sont aussi essentiels, et ils le sont de plus en plus à mesure que l'enfant vieillit. Ce dernier a besoin de se sentir accepté par les autres, de sentir qu'il fait partie d'un groupe et que ses actions, ses souhaits et ses objectifs sont acceptés et approuvés par les personnes qui l'entourent. Il doit sentir qu'il peut compter sur les autres pour de l'aide et que ses amis, à leur tour, lui demanderont de l'aide si nécessaire. Il a besoin d'amis pour partager ses activités, pour se souvenir d'événements vécus en commun et pour partager des sentiments.

Personne n'a besoin de centaines d'amis, mais chacun bénéficie grandement d'avoir quelques vrais amis, c'est-à-dire des amis qui nous aiment et qui apprécient notre compagnie. C'est pour cette raison que les parents doivent prendre le temps d'encourager leur enfant à être attentif aux sentiments et aux désirs des autres et à en tenir compte. Devenir sensible aux autres, voilà un enseignement que tous les parents devraient léguer à leurs enfants.

Vers l'âge de 6 ou 7 ans, l'enfant ayant un trouble d'apprentissage est prêt à se joindre à un club ou à un groupe quelconque et à participer à une activité communautaire à condition que l'adulte qui en est responsable l'aide à se sentir à l'aise et réussisse à amoindrir ses différences devant les autres. Concrètement, cela signifie que le responsable ne devrait ni demander à l'enfant de lire à haute voix, ni s'attendre à ce qu'il accomplisse des tâches qui exigent beaucoup de coordination (faire des nœuds ou des bricolages complexes). Il devrait également remplacer les activités de compétition par des activités de coopération, le soutenir dans l'accomplissement de tâches difficiles et être attentif à ses frustrations et à son niveau de stimulation. L'adulte responsable fera preuve de douceur à l'égard d'un enfant frustré ou dirigera un enfant surexcité vers un coin tranquille.

Les parents de ces enfants apprennent rapidement qu'ils ne peuvent compenser tous les déficits de leur enfant et que la route vers la réussite est parsemée d'embûches. Ils constatent aussi qu'il leur faut apprendre à négocier certaines choses et à dire « non » à d'autres. Les parents ne devraient pas laisser les enfants faire tout ce qui leur plaît uniquement par crainte des crises, des harcèlements ou des entêtements.

Histoires de réussite

« Lorsque je me rappelle mon enfance, je me rends compte que ma mère, mon père et mes deux sœurs m'ont donné trois choses. Premièrement, je voyais dans leurs yeux qu'ils m'aimaient. Cet amour perceptible a renforcé mon identité. La deuxième concernait le fait d'être différent; dans ma famille, nous respections autant la personne qui consultait un psychologue que celle qui était incapable de lire ou d'écrire correctement. Enfin, mes parents se sont toujours concentrés sur mes qualités et sur mes forces; nous avons quand même beaucoup travaillé à améliorer mes résultats scolaires.

« Ces trois facteurs m'ont aidé à rester à l'école, à poursuivre une carrière et à établir une base solide de confiance en moi-même. Mes parents m'ont aussi donné l'exemple. Être différent, c'était une bonne chose parce que je voyais les choses d'une autre façon que mes amis. Je n'avais pas le même style qu'eux, j'avais une perception différente des choses. Cela m'était utile, me permettant de me développer comme une personne unique.

« Lorsque mes parents me regardaient dans les yeux, je pouvais voir qu'ils m'aimaient. Vers l'âge de 10 ans, j'ai eu une note de 40 % pour un examen; cela m'a rendu très triste de ne pas avoir une « bonne » note. Je me souviens que ma mère m'a dit : « 40 %, c'est plus que 0, alors nous allons voir comment nous pouvons améliorer ce résultat. » Vers l'âge de 8 ou 9 ans, j'étais un bon organisateur de fêtes; mes parents m'ont alors permis d'organiser des fêtes à la maison. Lorsque j'ai eu 10 ou 11 ans, j'aimais faire du ski alpin, mais il y avait deux problèmes : d'abord, j'habitais à Montréal et, ensuite, mes parents travaillaient les samedis et les dimanches. Nous avons rapidement réglé ces problèmes. Chaque semaine, ils me donnaient une petite somme d'argent. Je prenais l'autobus à partir de la maison jusqu'au métro, ensuite le métro jusqu'à la gare où je prenais l'autobus pour Saint-Sauveur. De là, je sautais dans un taxi jusqu'aux pentes de ski où je passais toute la journée. Ensuite, je revenais à la maison. Cette indépendance m'a aidé à développer ma confiance en moi.

« Même si je n'avais pas de bons résultats scolaires, la confiance que m'a donnée ma famille a été pour moi un facteur essentiel qui m'a permis d'accumuler des victoires et de vaincre mes difficultés. De temps à autre, je suis encore rempli d'incertitudes, mais j'ai suffisamment confiance en moi pour être heureux.»

Témoignage d'un adulte qui a un trouble d'apprentissage

* * *

« Mes parents savaient que j'étais intelligent, mais ils n'ont jamais imaginé que j'avais des troubles d'apprentissage. À leurs yeux, j'étais tout simplement paresseux. Ma mère était en général compréhensive, mais mon père ne l'était pas. Ce qu'il voyait, c'était un enfant sans motivation qui vivait des échecs parce qu'il ne travaillait pas assez fort.

« Les objectifs qu'ils avaient établis pour moi n'étaient pas irréalisables pour une personne avec mes talents; mais ayant un TDAH et la dyslexie, je ne pouvais pas les atteindre. L'attitude de mes parents a contribué à un grand manque de confiance en moi. Lorsque les autres pensent qu'on est paresseux, c'est très mauvais pour notre ego.

«Une personne devrait se fixer des objectifs en tenant compte de ses propres intérêts, de ses forces et de ses capacités, plutôt qu'en se fondant sur ce qu'on attend d'elle. Mes études collégiales sont l'exemple d'un objectif que j'avais établi pour moi-même et que j'ai atteint. Je savais que cela serait difficile. Je m'attendais, bien sûr, à prendre plus que les trois années requises, mais j'étais déterminé à réussir. J'ai beaucoup aimé mes études et mon expérience. J'ai dû consacrer six ans pour obtenir un diplôme de génie spécialisé et, malgré qu'on m'ait souvent conseillé d'abandonner ou de changer de programme, j'ai persévéré et je possède maintenant ce diplôme et cinq années d'expérience sur le terrain. Aujourd'hui, je ne pratique plus ce métier et j'ai de nouvelles activités professionnelles qui sont mieux adaptées à mes capacités.

« J'ai appris une autre leçon importante ; lorsque vous découvrez que vous avez des troubles d'apprentissage, il est important d'accepter la situation et que vos parents fassent de même. Dans mon cas, au moment où j'approchais de la vingtaine, mes parents n'ont plus considéré que mes problèmes à l'école ou à la maison étaient un handicap ; mais ils étaient plutôt d'avis, finalement, que j'apprenais différemment à cause du fonctionnement de mon cerveau.

« J'ai une façon différente et originale de faire les choses. Je dois admettre que cela peut me prendre plus de temps qu'à un autre pour achever une tâche, mais j'ai trouvé ma façon d'arriver à mes fins et je peux réussir tout aussi bien, et peut-être tout aussi facilement, que les autres. C'est la fin qui justifie les moyens .

« Enseignez à votre enfant à élaborer ses propres stratégies en lui disant qu'il y a plusieurs façons de contourner un obstacle pour arriver à ses fins. La ligne droite n'est pas toujours le chemin le plus court. Moi, j'essaie toujours de la contourner. Lorsqu'un problème me semble trop important, je le divise en éléments plus petits et je trouve plus facilement la solution.

« Plus tard, mes parents m'ont enseigné à me concentrer sur mes points forts. Comme enfant, je ne voulais pas qu'ils me rappellent constamment les matières où je ne réussissais pas (les mathématiques); je voulais plutôt qu'ils me félicitent pour mes réussites scolaires, c'est-à-dire en histoire, en géographie, etc.»

Commentaires d'un adulte
ayant un trouble d'apprentissage et la dyscalculie

À retenir

- Les enfants qui ont un trouble d'apprentissage vivent un stress chronique.

- Il faut être attentif aux peurs non exprimées par l'enfant.

- Divorce, séparation, décès, maladie, adoption et placement sont des événements particulièrement traumatisants pour un enfant qui a déjà connu des déceptions significatives, par exemple des échecs scolaires et sociaux.

- Avec ses amis, l'enfant apprend à être sensible aux idées et aux sentiments des autres.

CHAPITRE 6

LES ATTITUDES PARENTALES

▼

Le rôle de parent est parfois frustrant et souvent difficile, mais il comporte aussi d'importantes gratifications. Cela est d'autant plus vrai quand l'enfant présente un trouble d'apprentissage.

Il importe de multiplier les occasions et les moments qui procurent de la satisfaction; cela peut se faire tout simplement en pratiquant avec son enfant des activités au cours desquelles l'un et l'autre éprouvent du plaisir, sans se préoccuper de compétence, d'échec ou de limite de temps.

Ces activités peuvent être toutes simples. Il peut s'agir de raconter une histoire à l'enfant à l'heure du coucher en se serrant contre lui, de chanter en faisant le repassage ou en préparant les repas, etc. Ce que l'enfant retiendra d'abord de cette activité, ce qu'il chérira par-dessus tout, c'est qu'il l'aura faite en compagnie de ses parents.

Les parents sont les personnes tout indiquées pour apporter un soutien constant et actif à l'enfant qui présente un trouble d'apprentissage. Plus précisément, il leur appartient de l'aider à connaître des réussites dans ses activités autres que scolaires et à vivre des expériences positives à la maison et avec ses amis plutôt que des échecs. Pour cela, ils doivent bien connaître ses points forts aussi bien que ses faiblesses. En aidant l'enfant à développer ses capacités tout en remédiant, dans la mesure du possible, à son handicap, les parents contribuent à lui faire acquérir de la confiance en soi et une image positive de lui-même. Voici maintenant quelques stratégies gagnantes pour y arriver.

Maintenir un bon encadrement

L'encadrement est particulièrement nécessaire lorsque l'enfant a un trouble d'apprentissage. Parce qu'il a des difficultés de mémoire, d'organisation, de coordination et parfois de comportement, l'enfant a besoin qu'on organise son emploi du temps; cela lui permet de bien connaître le moment et l'endroit où ont lieu les activités quotidiennes (repas, bain, tâches, etc.). Cela doit aussi lui permettre de trouver facilement ses objets personnels.

Les parents doivent concevoir une façon de faire qui leur permet de savoir rapidement et avec précision ce qui est nécessaire à l'enfant pour qu'il effectue une tâche de façon plus efficace (s'habiller, par exemple). Cela veut dire aussi qu'on doit en arriver parfois à simplifier la tâche, à la diviser en étapes ou à donner une seule consigne à la fois. À mesure que le niveau de compétence de l'enfant augmente, l'intervention parentale peut être réduite.

Cette méthode amène l'enfant à réussir progressivement des choses qu'il était incapable de faire auparavant. Mais pour qu'elle soit efficace, le parent doit découvrir précisément ce qui ne va pas. Est-ce parce que l'enfant ne comprend pas ce qu'on lui demande de faire? L'enfant oublie-t-il les consignes? Est-il distrait par ses jouets ou par autre chose? Sait-il où commencer? Il faut connaître la nature du problème si on veut y trouver une solution.

L'objectif premier de l'encadrement parental est toujours d'amener l'enfant à trouver sa propre structure de fonctionnement afin qu'il devienne peu à peu autonome et capable de planifier et d'évaluer lui-même son rendement.

Établir une différence entre punition et discipline

Les punitions ont un caractère contraignant. De plus, elles indiquent à l'enfant qu'il est « méchant » et que les adultes sont plus forts que lui. La discipline, d'autre part, inculque des valeurs qui font que l'enfant a hâte de rétablir l'opinion favorable de l'adulte à son égard. Elle lui apprend à se contrôler lui-même, ce que ne réussira jamais à faire le système des punitions.

La discipline est constituée d'un mélange, ou d'une combinaison, d'exemples donnés, d'enseignement, d'amour mutuel et d'admiration. Pour un enfant, personne n'a autant d'importance que ses parents ou que les personnes qui s'occupent de lui régulièrement. L'enfant qui se sent accepté et admiré par ses parents et son entourage est tout disposé à tenter d'accomplir la tâche difficile et à s'autodiscipliner. Cela est particulièrement ardu pour un enfant impulsif ou pour celui qui est convaincu qu'il ne réussit pas bien et qui se croit donc incapable de plaire à ses parents.

Quand les parents perdent patience, qu'ils expriment de la colère ou de la frustration — cela arrive plus fréquemment lorsque l'enfant présente un handicap — ils ne donnent pas l'exemple de l'autodiscipline à laquelle l'enfant s'attend de leur part. Il est toujours bon de se rappeler que l'autodiscipline est un processus qui dure toute la vie.

Faciliter le processus du changement

Les enfants qui présentent des troubles d'apprentissage sont rarement à l'aise lorsque surviennent des changements inattendus. Même des surprises agréables peuvent les déranger. Ils fonctionnent mieux quand chaque chose est à sa place et que chaque activité survient en temps voulu.

Les enfants d'âge préscolaire ayant des troubles d'apprentissage sont généralement capables de collaborer avec les parents à l'aménagement de leur chambre à coucher et de réserver ainsi des endroits où ranger camions, poupées et vêtements. En les faisant participer aux prises de décision, les parents apprennent à ces enfants à s'organiser eux-mêmes. Ils ne sont jamais trop jeunes pour faire cet apprentissage et pour décider, par exemple, de ce qu'il faut faire en priorité pour ranger la chambre. Ils peuvent même dresser une liste des tâches à accomplir et mettre un crochet à côté de celles qui sont réalisées. Le but de cette activité est de les encourager à ranger leurs choses dans des endroits réservés à cette fin pour qu'ils puissent les trouver facilement.

L'utilisation d'une liste n'exclut pas la supervision des parents, mais elle rappelle à l'enfant ce qu'il doit faire et évite aux parents d'avoir à répéter sans cesse les mêmes consignes.

Prendre des décisions

Les enfants qui ont des troubles d'apprentissage réussissent beaucoup mieux quand les parents partagent les mêmes attentes en matière de comportements acceptables et décident à l'avance des conséquences qui découlent de comportements inacceptables. Comme il est fréquent que des divergences entre les parents surgissent sur ces questions, il est de loin préférable qu'ils en discutent en privé et qu'ils s'entendent au préalable sur un plan d'action conjoint.

Tous les enfants doivent apprendre à négocier pour obtenir quelque chose plutôt que d'utiliser les crises, les entêtements ou le refus de participer. Dans la vie familiale, il y a des tâches qui sont négociables et d'autres qui ne le sont pas. Même de jeunes enfants peuvent comprendre que les questions de santé et de sécurité ne peuvent pas faire l'objet de négociations. En revanche, ils doivent être invités à participer aux décisions qui portent sur certaines questions, comme celle de prendre un bain avant ou après le souper ou d'organiser un pique-nique familial plutôt qu'un repas au restaurant.

Les réunions de famille hebdomadaires sont idéales pour permettre à chacun de parler des événements de la semaine, de faire part de préoccupations et de sentiments, et de participer à la recherche de solutions. Dans le cas d'un enfant qui présente un trouble d'apprentissage, elles sont essentielles, car elles permettent de discuter des façons de vivre certaines situations, de retenir les solutions qui ont bien fonctionné et d'éliminer les autres. Tous les membres de la famille peuvent faire part de l'aide dont ils ont besoin, que ce soit pour attacher leurs souliers, essuyer la vaisselle ou éviter de se mettre en colère. Ensemble, ils peuvent choisir la personne qui pourra apporter de l'aide et la fréquence de ce soutien.

Les enfants qui négocient pour obtenir quelque chose prennent conscience plus aisément du rôle qu'ils jouent dans l'atteinte d'un résultat. Quant aux parents, ils doivent s'occuper des problèmes un à un et établir un ordre de priorité; ainsi, ils veillent à ce qu'on s'occupe d'abord des problèmes reliés à la santé, à la sécurité ou aux relations interpersonnelles. Lorsqu'un problème est résolu, on se concentre ensuite sur le suivant. De cette façon, les parents enseignent aux enfants à établir des priorités et à prendre des décisions.

Savoir tirer profit des erreurs

Tout être humain commet des erreurs. Au lieu de considérer ces erreurs comme des échecs ou des catastrophes, on peut les voir comme des occasions uniques d'apprendre quelque chose. Dans le cas des enfants qui ont un trouble d'apprentissage, cette attitude parentale est absolument nécessaire. En effet, parce qu'ils ont déjà une faible estime d'eux-mêmes, il ne faut pas craindre d'accompagner d'encouragements répétés toute critique à leur égard.

Plutôt que de comparer un enfant à d'autres enfants du même âge que lui, les parents doivent évaluer ses progrès en comparaison avec ses réalisations antérieures. L'objectif est de le faire avancer, de le faire évoluer, une étape à la fois, de son état de développement actuel vers un niveau supérieur d'apprentissage.

Les parents qui reconnaissent leurs propres imperfections sont davantage portés à accepter celles de leur enfant. En adoptant cette perspective, ils évitent aussi de se blâmer eux-mêmes pour les faiblesses ou les handicaps de leur enfant. Ils comprennent que ce dernier est aussi influencé par d'autres et que son comportement est le produit de nombreux facteurs (environnement, tempérament, personnalité, capacités, etc.).

Dans tous les cas et plus particulièrement lorsqu'il s'agit d'un enfant ayant un trouble d'apprentissage, accorder la première place à la réussite constitue une erreur. On doit plutôt aider son enfant à fonctionner plus efficacement et mettre en œuvre les moyens pour qu'il y arrive.

Adopter une bonne attitude

Au lieu de se décourager ou d'exprimer leur frustration en constatant que leur enfant présente un trouble d'apprentissage, les parents doivent apprendre à accepter la situation et à prendre en main le problème, mais sans s'arrêter de vivre pour autant. Il est important qu'ils continuent à s'occuper des autres enfants de la famille, à voir leurs amis et à consacrer temps et énergie à leurs centres d'intérêt.

Sur un autre plan, il faut savoir que les enfants ne connaissent pas vraiment l'importance à accorder aux divers événements qui surviennent dans la vie quotidienne et qu'ils s'en remettent à leurs parents pour en faire l'interprétation. Si ceux-ci mettent l'accent sur les problèmes, les erreurs et les échecs, les enfants adopteront la même attitude.

Fournir un soutien

Les parents fournissent un véritable soutien à leur enfant lorsqu'ils s'occupent de ce qui dépasse ses capacités. De plus, ils remplissent leur rôle de protection en l'encourageant plutôt qu'en le blâmant et en étant des personnes sur qui il peut compter. Mais il faut faire attention de ne pas compenser les difficultés auxquelles l'enfant fait face par un engagement trop envahissant. Ceci représente tout un art, en particulier lorsqu'il s'agit d'un enfant présentant des troubles d'apprentissage.

En grandissant, les enfants ont moins besoin de notre présence et de notre réconfort, car ils savent que nous sommes là pour les écouter sans les juger.

Fournir un soutien à l'enfant, c'est lui démontrer de l'empathie. C'est reconnaître, par exemple, qu'une tâche qui s'accomplit généralement sans difficulté peut être très difficile pour un enfant qui a un trouble d'apprentissage. Se sentant soutenu et vivant dans un environnement rassurant, l'enfant apprend à avoir confiance en lui.

Pour soutenir un enfant, il faut être sensible à ses besoins et savoir y répondre, qu'il s'agisse de besoins d'aide, d'approbation, d'autonomie ou de solitude.

Tenir compte des frères et des sœurs

Les frères et les sœurs de l'enfant qui présente un trouble d'apprentissage ont aussi besoin de se sentir aimés. Ils croient parfois que l'enfant qui a des besoins particuliers a le droit de mal se comporter ou d'accomplir un travail médiocre alors que cela leur est interdit. De plus, certains ont honte de celui ou de celle qui a un handicap. D'autres s'imaginent qu'ils sont la cause du problème, alors que certains ont peur que leurs propres enfants aient des troubles semblables plus tard. Enfin, il y en a qui sont déçus de constater que le frère ou la sœur qui a un trouble d'apprentissage ne peut participer à certaines activités auxquelles ils s'adonnent eux-mêmes.

Les parents ne doivent pas s'attendre à ce que les frères et les sœurs se sentent responsables de l'enfant qui a des difficultés. Pourquoi, par exemple, ce dernier ferait-il automatiquement partie du groupe d'amis de ses frères et sœurs ? Ceux-ci ont le droit de se comporter comme des enfants, d'avoir leur propre vie sociale et d'exprimer de la culpabilité, de la frustration, des déceptions et de la colère, comme le font les parents à l'occasion.

Aider l'enfant dans ses devoirs

Les enfants qui présentent un trouble d'apprentissage doivent souvent travailler très fort à l'école pour obtenir la note de passage. Faut-il en plus leur demander de faire des devoirs à la maison ? Seule une discussion entre les parents et l'enseignant peut apporter une réponse à cette question. Si la réponse est positive, si ces devoirs sont nécessaires pour que l'enfant progresse dans ses apprentissages, il convient d'établir à la maison une routine simple et des consignes fermes pour bien gérer cette activité, et de rester constamment en contact avec l'enseignant.

Dans un premier temps, jusqu'à ce que la routine soit établie, l'enfant devrait sentir constamment la présence de ses parents. Par la suite, il faut mettre en place des moyens pour développer peu à peu son autonomie et en arriver à ce qu'il fasse ses devoirs à sa propre table de travail, que ce soit dans sa chambre ou dans un coin qui lui est réservé. Il importe également que les parents ne se donnent pas pour tâche de terminer les devoirs à sa place. Leur rôle consiste à encourager l'enfant, à l'aider dans des questions précises et à développer des moyens pour qu'il communique lui-même directement avec l'enseignant. Somme toute, les parents agissent comme des conseillers éclairés auprès de leur enfant.

De nos jours, les parents n'ont pas assez de temps à consacrer à leurs enfants. Ils doivent donc établir continuellement des priorités. L'une de ces priorités devrait consister en un travail sur soi-même ; cela éviterait de toujours chercher des solutions à l'extérieur et redonnerait aux parents leur compétence.

C'est tout un métier que d'être parent ! Ce n'est pas une tâche facile ; elle l'est encore moins lorsqu'un enfant est différent des autres. En plus du travail sur soi, il ne faut pas hésiter à se joindre à un groupe d'entraide, à partager ses craintes et ses succès avec d'autres parents afin de mieux comprendre et intervenir.

Qui d'autre peut aider ?

En plus du soutien des parents, l'enfant qui connaît des difficultés peut profiter de l'aide de certaines personnes qui sont à l'extérieur du noyau familial. Grands-parents, oncles, tantes et amis de la famille peuvent certainement aider l'enfant à se sentir aimé et confiant. Les adultes qui ont un trouble d'apprentissage et qui réussissent bien leur vie attachent généralement beaucoup d'importance au soutien qu'ils ont reçu dans leur enfance de la part de certains adultes faisant partie de leur entourage.

Les parents dont l'enfant présente un trouble d'apprentissage ont également besoin du soutien de ces personnes. Il leur est nécessaire d'avoir des amis pour les écouter et les comprendre. Il n'est pas nécessaire que ces amis aient une connaissance approfondie de ces handicaps; la plupart du temps, ils n'ont qu'à être là.

À retenir

- Un bon encadrement permet aux enfants d'accomplir des choses qu'ils étaient incapables de faire auparavant.

- La discipline, contrairement aux punitions, apprend à l'enfant à se contrôler lui-même et lui inculque des valeurs qui font qu'il a hâte de rétablir l'opinion favorable de l'adulte à son égard.

- Quand les parents mettent l'accent sur les problèmes, les erreurs et les échecs, ils incitent leur enfant à adopter la même attitude.

- Les frères et les sœurs d'un enfant qui a un trouble d'apprentissage ont eux aussi besoin d'attention et de se sentir aimés.

- Il ne faut pas hésiter à demander de l'aide et à faire appel aux ressources disponibles dans son milieu.

CHAPITRE 7

OBTENIR DES SERVICES DU MILIEU SCOLAIRE

▼

Votre rôle, en tant que parent d'un enfant qui présente un trouble d'apprentissage, comporte plusieurs facettes. En effet, en plus de lui fournir un soutien constant, vous défendez ses droits et ses intérêts auprès de l'école qu'il fréquente et de la commission scolaire.

Prendre connaissance de ses droits

La *Charte des droits et libertés de la personne du Québec* stipule, à l'article 10, que :

« Toute personne a droit à la reconnaissance et à l'exercice, en pleine égalité, des droits et libertés de la personne, sans distinction, exclusion ou préférence fondée sur (...) le handicap ou l'utilisation d'un moyen pour pallier ce handicap. Il y a discrimination lorsqu'une telle distinction, exclusion ou préférence a pour effet de détruire ou de compromettre ce droit. »

La charte reconnaît de plus le droit à l'information et le droit à la confidentialité. Concrètement, cela signifie que vous pouvez avoir accès au dossier scolaire de votre enfant et que son contenu ne peut être transmis à une autre personne sans votre consentement.

La *Loi sur l'instruction publique* en vigueur au Québec stipule, pour sa part, les obligations légales des écoles et des commissions scolaires en matière de services spécialisés, d'évaluation de l'élève de même que de l'établissement d'un plan d'intervention adapté à ses besoins. Elle accorde à chaque établissement d'enseignement des fonctions et des pouvoirs, que ce soit en matière de services éducatifs, de services extrascolaires ou de gestion de ressources humaines, matérielles et financières. Ces fonctions et pouvoirs sont exercés par un conseil d'établissement. La représentation des parents à ce conseil revêt donc une grande importance. Voici quelques extraits de cette loi.

En ce qui concerne les droits de l'élève aux services éducatifs et à l'adaptation scolaire:

«Toute personne a droit au service de l'éducation... préscolaire et au service d'enseignement primaire et secondaire prévu par la présente Loi et le régime pédagogique établi par le gouvernement. Elle a aussi droit, dans le cadre des programmes offerts par la commission scolaire, aux autres services éducatifs, complémentaires et particuliers prévus par la présente Loi (...). Tout résident du Québec a droit à la gratuité des services éducatifs.» (article 1)

En ce qui concerne l'évaluation de l'élève:

«La commission scolaire doit adapter les services éducatifs à l'élève handicapé ou en difficulté d'apprentissage, selon ses besoins, d'après l'évaluation qu'elle doit faire de ses capacités selon les modalités établies.» (article 234)

En ce qui concerne l'établissement d'un plan d'intervention:

«Le directeur d'école, avec l'aide des parents d'un élève handicapé ou en difficulté d'apprentissage, du personnel qui dispense des services à l'élève et de l'élève lui-même, à moins qu'il en soit incapable, établit un plan adapté aux besoins de l'élève (...). Le plan d'intervention doit tenir compte de l'évaluation des capacités et des besoins de l'élève, faite par la commission scolaire avant son classement et son inscription dans l'école. Le directeur voit à la réalisation et à l'évaluation périodique du plan d'intervention et en informe régulièrement les parents. Ce plan doit respecter la politique de la commission scolaire sur l'organisation des services éducatifs aux élèves handicapés et aux élèves en difficulté d'adaptation ou d'apprentissage et tenir compte de l'évaluation des capacités et des besoins de l'élève faite par la commission scolaire avant son classement et son inscription dans l'école. » (article 96.14)

Votre engagement en tant que parent

Agir avec audace et assurance

Vous constatez, en tant que parent, le lien permanent entre votre enfant et le milieu scolaire. Il peut arriver que les intervenants, enseignants et autres, quittent l'école pour aller travailler ailleurs ou que votre enfant soit appelé à fréquenter une autre école. Si on vous informe que votre enfant a des difficultés scolaires, si vous le constatez vous-même ou si on propose que votre enfant prenne une orientation spéciale, prenez le temps de réfléchir. Il est important que vous compreniez bien la situation et que vous preniez les meilleurs moyens pour intervenir adéquatement.

Recueillir de l'information

Nous vous conseillons de constituer un dossier personnel rassemblant le plus de renseignements possibles sur votre enfant. Ce dossier devrait comporter les **bulletins scolaires**, qui vous permettront d'évaluer les progrès que l'enfant fait à l'école, le **rapport du pédiatre ou du médecin de famille** ainsi que les **rapports des intervenants spécialisés**.

Il est très important d'inclure aussi dans ce dossier vos observations personnelles concernant le comportement, les forces et les faiblesses de votre enfant. Ces observations seront particulièrement utiles pour éviter qu'on qualifie votre enfant de paresseux ou d'irresponsable, ce qui peut détruire son estime de soi.

Il est essentiel que votre enfant soit orienté vers un milieu qui favorisera son épanouissement.

Faire des démarches

La *Loi sur l'instruction publique* vous reconnaît le droit de participer au projet éducatif de votre enfant. Il est donc souhaitable d'établir de bonnes relations avec les intervenants du milieu scolaire qui sont vos alliés les plus précieux.

Une entrevue avec l'enseignant et avec la direction de l'école s'avère toujours nécessaire. La rencontre avec l'enseignant vous permettra de discuter des besoins particuliers de votre enfant. Demandez-lui des précisions quant à son rendement scolaire et à son comportement. Élaborez ensemble un système adéquat de communication et de suivi. Si nécessaire, exigez qu'un intervenant spécialisé de l'école procède à une évaluation. Toute commission scolaire doit fournir ce service. D'autre part, n'hésitez pas à demander une rencontre avec la direction de l'école afin de déterminer l'orientation à donner à l'éducation de votre enfant.

Lorsque le trouble d'apprentissage est identifié, un plan d'intervention personnalisé (PIP) doit être établi; la direction d'école, les intervenants et les parents doivent travailler ensemble à l'élaboration de ce plan. Vous avez la responsabilité, en tant que parent, de vous assurer que la direction de l'école voie à la réalisation et à l'évaluation périodique de ce plan d'intervention spécialisé.

Le plan d'intervention prescrit et chapeaute tous les services que l'élève recevra au cours d'une période donnée. Il constitue l'outil de planification et de suivi des interventions éducatives décidées en concertation. Il doit tenir compte nécessairement de l'évaluation et des besoins de l'élève.

Ce plan a pour but :

1) de préciser le degré de rendement de l'enfant (son niveau de performance) au moment où il fait l'objet d'une mesure d'aide ;

2) d'établir des objectifs à atteindre ;

3) d'expliquer les interventions prévues pour atteindre ces objectifs ;

4) de déterminer les périodes de rencontre pour vérifier les progrès et, le cas échéant, rajuster les interventions.

Cette dernière étape a pour but de s'assurer que les services que reçoit votre enfant correspondent à ses besoins.

La mise en place du plan d'intervention permet de répondre aux questions suivantes :

• Quelles sont les forces et les faiblesses de l'élève ?

• Quels sont les buts éducatifs qu'il faut viser en cours d'année ?

• Quels sont les objectifs qui doivent retenir l'attention des intervenants ?

• De quels services complémentaires l'élève a-t-il besoin pour connaître un développement harmonieux ?

• Quelles sont les ressources humaines et matérielles nécessaires pour lui venir en aide ?

• Dans quelle mesure peut-il participer aux activités de l'école et de la classe régulière ?

- Est-il en mesure de recevoir les services dont il a besoin ?
- Quels critères seront utilisés pour évaluer les progrès de l'enfant ?

La réalisation d'un tel projet nécessite un engagement véritable de la part de tous les intervenants concernés; la participation active des parents s'avère un élément essentiel à sa réussite.

Il faut savoir qu'au Québec, le ministère de l'Éducation accorde des crédits additionnels pour financer les services complémentaires (en orthopédagogie, en orthophonie, etc.) aux élèves en difficultés d'adaptation et d'apprentissage.

Il est également possible que votre enfant ait besoin de certains assouplissements des règles qui concernent les épreuves ou les examens. Dans un premier temps, discutez de cette situation avec la direction de l'école. Assurez-vous aussi de l'approbation de la commission scolaire ou informez-vous auprès des représentants régionaux de l'Adaptation scolaire du ministère de l'Éducation.

De façon générale, en ce qui concerne la question des services qu'on peut obtenir de l'école, il faut prendre connaissance de l'interprétation des définitions de ce qu'est un élève handicapé ou en difficulté d'adaptation et d'apprentissage faite par la Direction de la coordination des réseaux du ministère de l'Éducation du Québec (voir l'annexe 2, à la page 121).

Il existe dans chaque région des ressources autres que celles offertes par le milieu scolaire; il ne faut pas hésiter à vous en prévaloir. Des associations semblables à l'AQETA (Association québécoise pour les troubles d'apprentissage) offrent des services d'information et de soutien. Il se peut que le centre local de services communautaires (CLSC) de votre région offre des services professionnels aux familles qui vivent les mêmes difficultés que vous. Faites des recherches en ce sens et vous trouverez sûrement des solutions.

Le témoignage d'une mère

« Je vais vous parler un peu de mon vécu par rapport à la difficulté de mon enfant. Gabriel est un garçon de 12 ans qui est en 5ᵉ année et qui a des acquis de 2ᵉ année et de 3ᵉ année. Il est en intégration et, deux heures par semaine, il est aidé par un professeur de soutien. Gabriel a un problème de dyslexie sévère et permanente et une dysorthographie.

« Je me suis battue pour que mon fils ait des services et pour que les professeurs aient de l'information sur les différents troubles d'apprentissage. J'ai fait de la publicité sur la problématique que vivait mon enfant et je me suis engagée auprès de la commission scolaire en tant que membre du comité consultatif EHDAA (Élèves handicapés ou en difficulté d'adaptation et d'apprentissage) et du conseil d'établissement de mon école. J'ai appris une méthode de rééducation pour la dyslexie et je l'ai appliquée à Gabriel; pendant une année, j'ai fait exclure mon fils du cours d'anglais afin qu'il se concentre davantage sur le français. Moi-même, je me suis rendue souvent à l'école pour offrir plus de services à Gabriel, et tout ça bénévolement.

« Présentement, je travaille dans une école primaire, de la maternelle à la troisième année, et j'ai mis sur pied un local multisensoriel pour les enfants ayant des troubles d'apprentissage. Ils apprennent, par le biais de leurs sens, le jeu, la musique, la relaxation. J'investis beaucoup dans ce projet, car je crois fermement que nous apprenons tous de façon différente.

« Maintenant que j'ai sensibilisé le niveau primaire aux troubles d'apprentissage de mon fils, il me reste à faire la même chose au secondaire; en effet, Gabriel quittera le primaire après la prochaine année scolaire. Ce ne sera pas facile, car il est plus ardu de sensibiliser le milieu du secondaire. C'est un recommencement; je vais devoir faire de nouveau certaines démarches auprès des professeurs et des intervenants qui vont travailler avec Gabriel.

«Grâce à l'AQETA, j'ai trouvé du courage et des appuis. Je participe à la vie de l'Association comme bénévole; je réponds aux appels des parents qui demandent de l'information et de l'encouragement, et cela me gratifie beaucoup.»

Une mère, représentante d'un comité de l'AQETA

À retenir

- La *Loi sur l'instruction publique* du Québec reconnaît le droit aux parents de participer au projet éducatif de leur enfant.

- Le parent constitue le lien permanent entre l'enfant et le milieu scolaire.

- L'élève qui a un trouble d'apprentissage a droit aux services éducatifs et aux services d'adaptation scolaire.

Chapitre 8

DES RÉPONSES AUX QUESTIONS LES PLUS COURANTES

▼

Mon fils subit des échecs scolaires répétés. On le dit intelligent, mais paresseux et non motivé. Peut-il présenter des troubles d'apprentissage ?

Les échecs scolaires répétés peuvent être significatifs de troubles d'apprentissage. Les jeunes qui présentent ces troubles sont souvent qualifiés de paresseux, car ils peuvent offrir un bon rendement dans certaines matières et échouer dans d'autres. Une évaluation approfondie des difficultés est nécessaire.

Est-ce que la famille et le milieu social d'un enfant peuvent être les causes des troubles d'apprentissage ?

Ni la famille ni le milieu social ne sont les causes des troubles d'apprentissage. Ces derniers sont intrinsèques à l'enfant. Cependant, on peut retrouver les mêmes difficultés chez l'un des parents ou chez un membre de la famille.

Quels sont les intervenants qui sont aptes à faire l'évaluation et le diagnostic des troubles d'apprentissage ?

Ce sont des professionnels qualifiés, psychologues scolaires, orthopédagogues, orthophonistes, neuropsychologues, pédiatres ou psychiatres. Une équipe multidisciplinaire est tout indiquée pour entreprendre cette démarche.

Est-ce que les difficultés de mon enfant doivent être évaluées par l'école?

Oui. La commission scolaire a l'obligation de faire l'évaluation de l'élève, et l'école a celle d'établir le plan d'intervention personnalisé (PIP). Il faut s'informer de la date à laquelle l'évaluation et l'établissement du plan concernant votre enfant auront lieu afin de participer à ces rencontres.

Qu'est-ce que je devrais savoir avant de consulter un professionnel en clinique privée pour qu'il fasse l'évaluation et le diagnostic des troubles d'apprentissage de mon enfant?

Il faut vous assurer que le professionnel que vous consultez connaît bien les troubles d'apprentissage. Demandez également aux responsables de l'école s'ils tiendront compte de cette évaluation. L'école en assumera-t-elle les frais? Ces frais sont-ils couverts par vos assurances?

L'école me conseille de faire prendre du Ritalin à mon enfant. Que dois-je faire?

Même si l'école fait cette recommandation, le parent reste libre d'accepter ou non une médication pour son enfant. D'autre part, il faut mentionner que le Ritalin doit être prescrit par un médecin et qu'un suivi régulier doit être fait par ce dernier, qu'il soit pédiatre, psychiatre ou neurologue.

Est-ce que le redoublement favorise les apprentissages scolaires de mon enfant?

Les recherches et les analyses portant sur l'application d'une telle mesure montrent des effets négatifs importants qui se traduisent plus tard par le décrochage ou l'abandon scolaire par les élèves concernés.

L'école me propose de placer mon enfant en classe DGA (difficultés graves d'apprentissage). Est-ce que je peux refuser cette orientation ?

Oui, vous pouvez refuser cette orientation si vous jugez que les services offerts dans cette classe ne répondent pas aux besoins de votre enfant. Toutefois, consultez d'abord le directeur de l'école et l'enseignant, car cette orientation peut aussi s'avérer profitable et cette classe peut offrir d'excellents services adaptés. De toute façon, informez-vous adéquatement avant de signer le transfert de votre enfant.

Que dois-je savoir au sujet du plan d'intervention personnalisé ? Est-il obligatoire quand un élève est en difficulté d'adaptation ou d'apprentissage ?

Oui, le plan d'intervention personnalisé (PIP) est obligatoire pour l'élève en difficulté d'adaptation ou d'apprentissage. Le PIP prescrit et chapeaute tous les services que recevra l'élève au cours d'une période donnée. Il doit tenir compte de l'évaluation et des besoins de l'élève. C'est le directeur de l'école qui voit à la réalisation du plan qui nécessite la participation active des intervenants scolaires et des parents.

L'école affirme qu'elle n'a pas les ressources financières nécessaires pour offrir des services à mon enfant qui a des troubles d'apprentissage. À qui dois-je demander de l'aide ?

Il vous appartient, dans ces conditions, de représenter votre enfant et de vous adresser à la commission scolaire qui, elle, doit disposer des budgets nécessaires. Voici, à ce sujet, un extrait de la Loi sur l'instruction publique : « La commission scolaire doit adapter les services éducatifs à l'élève handicapé ou en difficulté d'apprentissage selon ses besoins d'après l'évaluation qu'elle doit faire de ses capacités selon les modalités établies en application du paragraphe 1 du deuxième alinéa de l'article 235. »

CHAPITRE 9

LES RESSOURCES

▼

Les organismes

Le milieu scolaire : école, commission scolaire, ministère de l'Éducation (en particulier, le service de l'adaptation scolaire)

Le milieu de la santé : médecin de famille, pédiatre, cliniques d'apprentissage des centres hospitaliers, centres locaux de services communautaires (CLSC), etc.

Les organismes communautaires de la région ou de la ville (pour l'aide aux devoirs, en particulier)

Amérique du Nord

Association des orthopédagogues du Québec
Tél. : (514) 849-8853

Association des psychoéducateurs du Québec
Tél. : (514) 385-0341

Association québécoise pour les troubles d'apprentissage (AQETA)
Tél. : (514) 847-1324

Commission des droits de la personne et des droits de la jeunesse
Tél. : (514) 873-5146

Ligne Parents (La)
Tél.: (514) 288-5555 ou 1 (800) 361-5085

LDA (Association américaines des troubles d'apprentissage)
Tél.: (412) 341-1515

Office des personnes handicapées du Québec (OPHQ)
Tél.: (514) 873-3905

Ordre des orthophonistes et audiologistes du Québec
Tél.: (514) 282-9123

Ordre des psychologues du Québec
Tél.: (514) 738-1881

PANDA (Comité ressource pour parents d'enfants ayant un déficit d'attention avec ou sans hyperactivité)
Tél.: (450) 979-7263

TAAC (Association canadienne des troubles d'apprentissage)
Tél.: (613) 238-5721

Europe

APEDYS-FRANCE (Association de parents d'enfants dyslexiques)
Tél.: 01 30 30 22 62

APEDA-FRANCE (Association française de parents d'enfants en difficulté d'apprentissage du langage écrit et oral)
Tél.: 01 34 61 96 43

Les livres et les brochures

Aider les enfants en difficulté d'apprentissage
Juhel, Jean-Jacques
Québec: Presses de l'Université Laval, 1998, 362 p.

Élèves en difficulté d'adaptation et d'apprentissage
Goupil, Georgette
Boucherville: Gaëtan Morin Éditeur, 1997, 350 p. 2ᵉ édition

Guide sur les problèmes d'apprentissage et de comportement chez les enfants
Association canadienne des troubles d'apprentissage
Ottawa : TAAC, 1996, 253 p.

Hyperactivité et déficit d'attention chez l'enfant
Dubé, Robert
Montréal : Gaëtan Morin Éditeur, 1992. 182 p.

Ils ne savent pas lire… et s'ils étaient dyslexiques ?
Messerschmitt, Paul
Paris : Flohic, 1993. 130 p.

Le cousin hyperactif
Gervais Jean
Montréal : Boréal, 1996, 58 p. (collection Dominique)

Soutenir activement votre enfant ayant un trouble d'apprentissage
Association canadienne des troubles d'apprentissage
Ottawa : TAAC, 1998, 105 p.

Une affaire de famille : manuel à l'intention des parents et des étudiants ayant un trouble d'apprentissage qui se préparent aux études post-secondaires
Drover, Jane, Lyne Owen et Alexander Wilson
Ottawa : TAAC, 1998, 80 p.

Les sites Internet

AQETA
http://educ.queensu.ca/~lda/aqeta

Adaptation scolaire et sociale de langue française
http://adapt-scol-franco.educ.infinit.net

APEDYS-FRANCE (Fédération nationale des associations de parents d'enfants dyslexiques)
http://perso.wanadoo.fr/apedys.france

Association européenne de la dyslexie
http://www.futurenet.co.uk/charity/ado/eda.html

Dyslexie (PetitMonde)
http://www.petitmonde.qc.ca/cd/Default (et rechercher dyslexie) k

Enfant & Famille Canada
http://www.cfc-efc.ca

Institut Saint-Charles Schiltighein (trouble de langage écrit)
Courriel : ISCInternat@cvc.net

Problèmes de transition des élèves en difficulté d'apprentissage et de leurs parents (Le grand saut)

Association canadienne des programmes de ressources pour la famille
http://www.cfc-efc.ca/docs/00000516.htm

Tactiques d'enseignement pour étudiants dyslexiques

Association canadienne des programmes de ressources pour la famille
http://www.cfc-efc.ca/docs/00000506.htm

The Learning Disabilities Association of America
www.ldanatl.org

CONCLUSION

▼

Les parents ont un rôle capital à jouer dans la réussite de leur enfant qui présente des troubles d'apprentissage. Avec ce livre, nous avons cherché à expliquer en quoi consistent ces troubles et à répondre à une série de questions : Comment ces troubles se manifestent ? Comment les évaluer ? Comment vivre avec eux ? Comment obtenir des services ?

Présenté sous la forme d'un guide pratique, ce livre a été conçu et écrit à la fois *pour les parents* qui, constatant que leur enfant est différent, éprouvent souvent de l'inquiétude et un certain découragement et *pour ces enfants* si nombreux qui connaissent des échecs à répétition et qui se sentent angoissés et souvent abandonnés.

* * *

« Aider l'élève handicapé ou en difficulté d'adaptation ou d'apprentissage à réussir sur les plans de l'instruction, de la socialisation et de la qualification. À cette fin, accepter que cette réussite se traduise différemment selon les élèves et se donner les moyens qui favorisent cette réussite. »

L'orientation fondamentale de cette nouvelle politique de l'adaptation scolaire du ministère de l'Éducation du Québec traduit bien les pas importants qui ont été franchis depuis quelques années. Même si les valeurs de concurrence et de rendement sont encore bien présentes, la société dans son ensemble et le milieu scolaire en particulier sont devenus beaucoup plus sensibles aux besoins des élèves en difficulté d'adaptation et d'apprentissage. Regroupés en associations ou intervenant à l'école, les parents ont été des acteurs de premier plan dans cette «réforme» qui est fondée sur la reconnaissance des capacités potentielles de chaque enfant.

Il est essentiel que des ressources plus nombreuses, aussi bien sur le plan de la formation que sur celui de l'enseignement, soient mises à la disposition des parents et des enseignants pour qu'ils puissent mieux accomplir leur tâche d'éducateur. Il est temps de trouver des moyens adaptés aux besoins de ces élèves pour assurer le virage vers le succès.

Les enfants qui présentent des troubles d'apprentissage ont droit au respect et à la réussite; leurs parents, de voir leurs enfants heureux.

Annexes

Annexe 1

Grilles de dépistage des signes avant-coureurs des troubles d'apprentissage*

▼

Qui sont les enfants à risque ?

Ce document est présenté aux parents et aux éducateurs pour les aider à déceler chez l'enfant âgé de 2 à 5 ans les premiers indices de certains retards sur le plan du développement et des apprentissages. On invite l'utilisateur à cocher vis-à-vis les signes observés tout en gardant à l'esprit l'âge de l'enfant, le contexte dans lequel il est évalué, son milieu social, le groupe d'âge avec lequel il évolue et le nombre de semaines que dure l'observation.

On ne doit pas attendre que l'enfant présente l'ensemble des caractéristiques décrites dans les grilles pour se poser des questions et consulter un spécialiste. Avant d'entreprendre une démarche qui mènera à un diagnostic, il est nécessaire de voir si les difficultés éprouvées par l'enfant sont liées à des handicaps visuels, auditifs, moteurs ou à une perturbation émotionnelle.

Ces grilles n'ont pas pour but d'établir des diagnostics, mais elles doivent plutôt servir à comprendre comment se fait le développement de l'enfant.

---

* Document de l'AQETA préparé en collaboration avec l'AQETA/Section Laval. Révisé et adapté par l'AQETA/Section Québec en 1998.

GRILLE DE DÉPISTAGE
DES SIGNES AVANT-COUREURS DES TROUBLES
D'APPRENTISSAGE

SUR LE PLAN DE L'AUDITION - OBSERVATIONS

❏ 1. L'enfant ne réagit pas à son nom lorsqu'on l'interpelle.

❏ 2. L'enfant a beaucoup plus de difficultés à maintenir son attention pour des tâches où on lui demande d'écouter (exemple : il peut dessiner pendant des heures, mais il ne peut pas écouter une courte histoire).

❏ 3. L'enfant vous demande souvent de lui répéter ce que vous lui avez dit.

❏ 4. Il a des difficultés importantes à se souvenir des comptines, à apprendre les jours de la semaine, ce qu'un autre enfant de son âge réussit assez facilement.

❏ 5. Il confond certains mots qui se ressemblent (exemple : mouche - bouche, fil - cil, pelle - belle, chou - sous).

❏ 6. L'enfant n'arrive pas à se souvenir des éléments importants d'une histoire qu'il a entendue.

❏ 7. L'enfant est facilement dérangé et comprend beaucoup plus difficilement que les autres enfants lorsqu'il y a du bruit (exemple : musique, bruit de la circulation routière, conversation d'autres enfants).

❏ 8. L'enfant comprend beaucoup plus facilement si vous lui parlez de près et qu'il voit votre visage.

❏ 9. L'enfant ne comprend que si vous l'aidez avec des gestes naturels ou des indices visuels (exemple : pointer l'objet dont vous lui parlez).

❏ 10. L'enfant vous regarde souvent sans répondre, les yeux interrogateurs, ou sa réponse n'a aucun rapport avec le sujet.

❏ 11. L'enfant ne prend pas sa place dans les échanges verbaux avec ses amis. Il a tendance à se tenir à l'écart, il paraît solitaire.

Ressource : l'audiologiste

GRILLE DE DÉPISTAGE
DES SIGNES AVANT-COUREURS DES TROUBLES
D'APPRENTISSAGE

SUR LE PLAN DU DÉVELOPPEMENT PSYCHOLOGIQUE - OBSERVATIONS

1. On peut qualifier le niveau d'activité de l'enfant comme étant celui d'un enfant :
   ❏ hyperactif,
   ❏ parfois très actif,
   ❏ moyennement actif,
   ❏ moins actif que ses pairs,
   ❏ inactif.

❏ 2. L'enfant ne semble pas apprendre de ses expériences négatives.

❏ 3. L'enfant ne peut distinguer la droite de la gauche à l'âge de 5 $^1/_2$ ans.

❏ 4. L'enfant se fatigue facilement.

❏ 5. L'enfant est facilement distrait.

❏ 6. L'enfant est incapable de garder son attention sur une seule chose à la fois.

❏ 7. L'enfant démontre une agitation incessante ou excessive.

❏ 8. L'enfant dérange les autres membres du groupe.

❏ 9. L'enfant a besoin d'un soutien constant pour fonctionner adéquatement.

❏ 10. L'enfant éprouve des difficultés à comprendre les demandes qui lui sont faites et à bien exécuter les consignes.

❏ 11. L'enfant a besoin qu'on lui répète les renseignements fournis parce qu'il ne s'en souvient pas.

❏ 12. L'enfant semble éprouver des difficultés à comprendre le fonctionnement et les règles de vie en groupe, en famille.

❏ 13. L'enfant a de la difficulté à négocier, à coopérer ou à s'entendre avec les autres enfants.

❏ 14. L'enfant présente des difficultés à s'adapter à son milieu préscolaire.

Ressource : le psychologue

GRILLE DE DÉPISTAGE
DES SIGNES AVANT-COUREURS DES TROUBLES
D'APPRENTISSAGE

SUR LE PLAN DE LA VISION - OBSERVATIONS

❏ 1. L'enfant examine les objets, lit et écrit de très près.

❏ 2. L'enfant a les yeux rouges et larmoyants après une activité de concentration.

❏ 3. L'enfant plisse les yeux pour voir au loin et s'approche de l'appareil pour regarder la télévision.

❏ 4. L'enfant a souvent les yeux qui piquent et chauffent et il cligne des yeux.

❏ 5. L'enfant se ferme un œil pour mieux voir ou se plaint de voir double.

❏ 6. L'enfant est maladroit pour découper, bricoler ou colorier.

❏ 7. L'enfant est malhabile dans les activités sportives et de jeux.

❏ 8. L'enfant éprouve des difficultés d'organisation spatio-visuelle.

❏ 9. L'enfant saute des lignes et des mots ou perd l'endroit où il est rendu en lisant.

❏ 10. L'enfant inverse des lettres, des syllabes et des mots en lisant et en écrivant.

Ressource: l'optométriste

GRILLE DE DÉPISTAGE
DES SIGNES AVANT-COUREURS DES TROUBLES
D'APPRENTISSAGE

SUR LE PLAN DES TROUBLES DU LANGAGE - OBSERVATIONS

❏ 1. L'enfant ne semble pas avoir le goût de communiquer avec les autres enfants ni avec les adultes et entre difficilement en relation avec autrui.

❏ 2. De façon répétée, l'enfant ne semble pas comprendre les demandes ni les questions simples (exemple: Qui? Quoi? Où? Que fait?) et se fie aux actions de ses camarades pour les interpréter.

❏ 3. L'enfant s'exprime principalement par le regard, les gestes ou des bruits au lieu de la parole.

❏ 4. L'enfant éprouve de la difficulté à exprimer verbalement ce qu'il veut, à faire ses demandes, à donner des ordres ou des commentaires et à poser des questions.

❏ 5. Vers l'âge de cinq (5) ans, l'enfant ne peut rapporter un événement dans l'ordre où il s'est déroulé.

❏ 6. L'enfant utilise un vocabulaire pauvre, limité et peu varié en comparaison avec ses pairs ou il éprouve des difficultés à trouver les mots pour s'exprimer, même s'il les connaît déjà.

❏ 7. L'enfant ne dit aucun mot à 15 mois, il ne prononce pas deux mots de suite à 2 ans, il ne dit pas de phrases simples à 3 ans (au moins 3 à 4 mots par phrase), il a de la difficulté à appliquer les règles de grammaire et ne peut construire une phrase correctement vers l'âge de 4 ou 5 ans (exemple : il n'utilise pas de petits mots comme les articles, les prépositions, les pronoms ou les verbes ne sont pas conjugués (Kevin manger gâteau).

❏ 8. L'enfant ne peut prononcer de mots distinctement vers 2 $\frac{1}{2}$ -3 ans et n'est toujours pas compréhensible vers l'âge de 4 ans.

❏ 9. L'enfant déforme encore passablement les mots et les phrases à 5 ans.

Ressource : l'orthophoniste

GRILLE DE DÉPISTAGE
DES SIGNES AVANT-COUREURS DES TROUBLES
D'APPRENTISSAGE

SUR LE PLAN DES APPRENTISSAGES DE LA LECTURE ET DE L'ÉCRITURE - OBSERVATIONS (4-5 ANS)

N.B. Cette grille concerne plus particulièrement les enfants d'âge préscolaire (4-5 ans) et davantage les apprentissages que le développement.

❏ 1. L'enfant n'est pas conscient de l'acte de lire.

❏ 2. L'enfant n'a pas développé les habiletés de base pour la lecture (exemple : suivre avec son doigt de la gauche vers la droite et de haut en bas).

❏ 3. L'enfant ne reconnaît pas le titre d'un livre déjà lu.

❏ 4. L'enfant est incapable de retrouver une page dans un livre.

❏ 5. L'enfant ne reconnaît pas des lettres familières isolées sur une page.

6. L'enfant ne comprend pas les termes suivants :
   ❏ le milieu de la page,
   ❏ le bas de la page,
   ❏ le haut de la page.

❏ 7. L'enfant ne peut reconnaître un minimum de quatre enseignes publicitaires ou logos tirés de son environnement.

❏ 8. L'enfant est incapable de dire les prénoms de deux de ses amis à la garderie.

❏ 9. L'enfant ne peut identifier un minimum de deux lettres minuscules.

❏ 10. L'enfant ne peut identifier un minimum de trois lettres majuscules.

❏ 11. L'enfant ne peut identifier ou ne semble pas comprendre la signification des termes de comparaison suivants: moins que, plus que, même quantité (pareil).

Ressource: l'orthopédagogue

GRILLE DE DÉPISTAGE
DES SIGNES AVANT-COUREURS DES TROUBLES
D'APPRENTISSAGE

SUR LE PLAN DE LA COORDINATION ET DE LA MOTRICITÉ - OBSERVATIONS

❏ 1. Tendance à ne pas toujours être conscient de sa force (pèse fort sur le crayon, sert fort ses amis).

❏ 2. Attitude hyptonique: toujours appuyé sur quelque chose, incapable de faire le pont, l'avion, la brouette...

❏ 3. Peur des hauteurs, d'expérimenter les glissoires, les balançoires.

❏ 4. Enfant malhabile (maladresse motrice):
   ❏ avec ses mains « pleines de pouces », échappe facilement les objets;
   ❏ avec son corps: semble généralement s'accrocher dans ses pieds.

❏ 5. Intérêt minimal ou tendance à éviter les jeux de table.

❏ 6. Préhension grossière du crayon. Difficulté à manipuler les ciseaux.

❏ 7. Difficulté à reproduire des lignes ou des formes géométriques simples.

❏ 8. Dessin de bonhomme très immature ou encore au stade de gribouillis.

❏   9.   Lenteur d'exécution, manque d'organisation, ne sait pas « comment faire » une tâche donnée.

❏   10. Évite les contacts physiques: mal à l'aise avec certaines textures (ex.: colle, peinture), tendance à porter des vêtements longs ou, au contraire, à se dévêtir souvent.

Ressource: l'ergothérapeute

INTERPRÉTATION DES DÉFINITIONS DU MINISTÈRE DE L'ÉDUCATION DU QUÉBEC

▼

À cause de la place importante qu'occupent les apprentissages scolaires dans la vie des enfants, la connaissance de l'interprétation des définitions faite par le ministère de l'Éducation du Québec concernant les difficultés graves d'apprentissage (DGA) et les troubles spécifiques d'apprentissage est indispensable à tous les parents dont l'enfant présente un trouble d'apprentissage.

Les difficultés graves d'apprentissage

« L'élève ayant des difficultés graves d'apprentissage est celle ou celui... dont l'évaluation pédagogique de type sommatif, fondée sur les programmes d'études en langue d'enseignement ou en mathématique, révèle un retard de deux ans ou plus dans l'une ou l'autre de ces matières, en regard des attentes à son endroit, compte tenu de ses capacités et du cadre de référence que constitue la majorité des élèves de même âge à la commission scolaire (retard scolaire important); ou dont l'évaluation réalisée par un personnel qualifié, à l'aide notamment d'une observation prolongée, révèle des troubles spécifiques d'apprentissage se manifestant par des retards de développement, en particulier au plan des habiletés de communication, suffisamment importants pour provoquer un retard scolaire en l'absence d'intervention appropriée.»

Les troubles spécifiques d'apprentissage

« Pour l'identification de l'élève ayant des troubles spécifiques d'apprentissage, le personnel qualifié se compose ainsi: le pédiatre, l'orthopédagogue, le psychologue, le neurologue, l'orthophoniste. L'analyse de la situation globale de l'élève (l'ensemble des données scolaires, psychologiques, médicales ou autres, s'il y a lieu) doit être prise en considération pour déterminer la présence de troubles spécifiques.

« L'expression « troubles spécifiques» est un terme qui réfère à un ensemble hétérogène de difficultés **persistantes**. Les troubles spécifiques se manifestent par des difficultés dans un ou plusieurs processus nécessaires au développement, à l'utilisation ou à la compréhension du langage. À cet égard, les manifestations suivantes sont observables tant au niveau des apprentissages prévus dans le programme de français langue maternelle que de celui de mathématique:

- difficultés au niveau de l'habileté à lire;
- difficultés au niveau de l'habileté à écrire;
- difficultés au niveau de l'habileté à communiquer oralement;
- difficultés au niveau de la conceptualisation ou du raisonnement.

« Ils peuvent consister en des difficultés de nature constitutionnelle, souvent associées à des formes diffuses de dysfonction neurologique, entraînant des déficits majeurs au chapitre de l'attention, certaines difficultés telles que la dyslexie, la dysorthographie, des problèmes langagiers importants et des troubles auditifs centraux.

« Pour l'identification de l'élève ayant des troubles spécifiques d'apprentissage, on doit tenir compte du diagnostic et des services à rendre à l'élève (code de difficulté correspondant : 02). »

Interprétation des définitions des élèves handicapés
ou en difficulté d'adaptation et d'apprentissage,
Direction de la coordination des réseaux,
ministère de l'Éducation du Québec,
11 décembre 1992.

Bibliographie

▼

Association canadienne des troubles d'apprentissage (TAAC)
Guide sur les problèmes d'apprentissage et de comportement chez les enfants
Ottawa : TAAC, 1996. 253 p.

Association canadienne des troubles d'apprentissage (TAAC)
Soutenir activement votre enfant ayant un trouble d'apprentissage
Ottawa : TAAC, 1998. 105 p.

Association française de Parents d'Enfants en Difficulté d'Apprentissage du langage écrit et oral *Bulletin de l'APEDA-FRANCE*
Le Mesnil Saint-Denis, APEDA-FRANCE, 1997.

Association québécoise pour les troubles d'apprentissage
(AQETA) *Obtenir des services à l'école*
Montréal : AQETA, 1998.

American Psychiatric Association
DSM-IV (Diagnostic and Statistical Manual of Mental Disorders. Fourth Edition
Washington : American Psychiatric Association, 1994.

Messerschmitt, Paul
Ils ne savent pas lire... et s'ils étaient dyslexiques?
Paris : Flohic, 1993.

Portelance, Colette
Éduquer pour rendre heureux : guide pratique pour les parents et les enseignants
Montréal: Éditions du CRAM, 1998. 332 p.

Resnick, I.J., Allan, D.A., Rapin, I.
Disorders of Language Development: Diagnosis and Intervention
Pediatrics in Review, vol. 6, no. 3, septembre 1984.

Sauvé, Colette
Apprivoiser l'hyperactivité et le déficit d'attention : guide destiné aux parents
Salaberry-de-Valleyfield: Centre hospitalier régional du Suroît, 1997. 85 p.

Silver, Larry B.
Hyperactivité avec déficit de l'attention et troubles d'apprentissage: brochure destinée aux parents
Saint-Laurent: CIBA, 1993.

Stanké, Brigitte
La dyslexie est caractérisée par une lacune de la conscience phonologique chez les enfants et les adultes
Montréal: in Le Rendez-Vous, juin 1998.

Tendland, Joanne et Reynald Goudreau
Déficit de l'attention/hyperactivité et usage de stimulants du système nerveux central
Document de travail du ministère de l'Éducation du Québec, 1999.

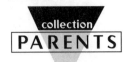

collection
PARENTS

▶ **Santé mentale**

Être parent, une affaire de cœur
Danielle Laporte

▶ **Santé et développement**

L'allaitement maternel
Comité pour la promotion de l'allaitement maternel
de l'Hôpital Sainte-Justine

En forme après bébé: Exercices et conseils
Chantale Dumoulin

▶ **Éducation et société**

Guide Info-Parents: l'enfant en difficulté
Michèle Gagnon, Louise Jolin, Louis-Luc Lecompte,
du Centre d'information sur la santé de l'enfant de
l'Hôpital Sainte-Justine (CISE)

Les troubles d'apprentissage: comprendre et intervenir
Denise Destrempes-Marquez, Louise Lafleur

L'estime de soi, un passeport pour la vie
Germain Duclos

L'Hôpital Sainte-Justine, l'un des plus importants hôpitaux pédiatriques d'Amérique du Nord, est le centre hospitalier universitaire (CHU) mère-enfant du réseau québécois de la santé. Centre dispensateur de services et de soins ultraspécialisés, l'Hôpital est reconnu pour son enseignement et ses activités de recherche.

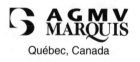

AGMV
MARQUIS
Québec, Canada